echt EMF

KATRIN HINRICHS

The Age of Sex

ÜBER **LIEBE** UND **LUST** IM LAUFE UNSERES LEBENS

echt EMF

FSC www.fsc.org MIX Papier | Fördert gute Waldnutzung FSC® C145070

echtEMF ist eine Marke der Edition Michael Fischer

1. Auflage

Originalausgabe

Covergestaltung: Zoe Mitterhuber, unter Verwendung eines Motivs von © Bertold Fabricius

Text: Regina Carstensen

Redaktion: Bettina Traub

Layout und Satz: Zoe Mitterhuber

Gedruckt bei GGP Media GmbH, Karl-Marx-Str. 24, 07381 Pößneck

Printed in Germany

ISBN 978-3-7459-1770-3

www.emf-verlag.de

In Liebe für
Antonia und Emilie

INHALT

Vorwort

VON LUSTLOS ZU LUSTVOLL – WARUM DER GANG IN DIE SEXOLOGISCHE PRAXIS SINNVOLL IST

In Deutschlands Betten herrscht Sexflaute, dabei ist Sex wie Salat – es dauert, bis er geerntet werden kann. Ist es dann endlich so weit, ist er ungemein gesund. Gut, im ersten Moment denken wir bei Sex nicht unbedingt an die Gesundheit. Doch inzwischen ist nachgewiesen, dass sexuelle Aktivitäten die Durchblutung des Körpers fördern, denn sie trainieren das Herz-Kreislauf-System. Zudem wird bei angenehmem Sex das Hormon Oxytocin ausgeschüttet, das wiederum unser Stresslevel relativiert und damit positive Auswirkungen auf den Blutdruck hat. Es werden Endorphine aktiviert, die insgesamt schmerzlindernd wirken. Damit nicht genug: Durch den Austausch von Körpersäften wird unser Immunsystem gestärkt.

Ungeachtet der gesunden Komponenten macht Sex viel Spaß, sorgt für Nähe, fasziniert, denn Philosophen und Dichter geraten seit Jahrtausenden ins Schwärmen, wenn sie sich dieses Themas angenommen haben. Ähnlich geht es der Wissenschaft, die sich intensiv mit Sexualität beschäftigt. Insbesondere die Neurowissenschaft will wissen, welche Botenstoffe im Gehirn ausgeschüttet werden, wenn wir uns von einem anderen Menschen angezogen fühlen, warum es also „Zoom gemacht hat".

Die erotischen Signale sind vielfältig, ziehen uns in ihren Bann. Heute ist Sex allerdings zu einer kulturellen Angelegenheit geworden: Er unterliegt Bewertungen, wie toll und aufregend er zu sein hat, wie oft wir ihn haben sollen, wie wir ihn zu praktizieren haben. Chemie im Kopf hin oder her, Sex ist beeinflusst von Erwartungen, Ängsten, Normen, Wünschen. Oder davon, wie er medial dargestellt wird, in Hollywoodfilmen oder in Pornos mit immens hohen Klickzahlen – durch das Internet ständig verfüg- und abrufbar. Sexuelle Lust wird hier großgeschrieben, und die sollen wir eigentlich ständig haben.

Doch was in der Traumwelt selbstverständlich aussieht, hat in der realen Welt keine Entsprechung. Aus meiner Praxis weiß ich, dass von Jahr zu Jahr die Lust auf Sex zu sinken scheint. Immer öfter höre ich den Satz: „Ich habe keine Lust mehr auf Sex – ist das jetzt normal? Und wenn es so ist, was kann ich dagegen tun? Früher habe ich Sex grandios gefunden ..."

Warum ist das so? Warum haben wir trotz der gesunden Faktoren und all den anderen schönen Dingen, die in uns passieren können, wenn wir sexuell aktiv sind, trotzdem zu wenig Sex? All diesen Fragen möchte ich hier nachgehen. Sicher, zu wenig Sex ist normal, aber mehr zu haben würde in meinen Augen mehr Lebensqualität bedeuten.

Sex wird mit der Zeit, mit dem Älterwerden, mit der Dauer einer Beziehung zu einer Herausforderung, auch durch die vielen Glaubenssätze, die über Sex existieren: Sex muss von selbst passieren. Ohne Sex geht die Liebe verloren. Man kann nichts machen, wenn die Lust fehlt.

Doch all diese Glaubenssätze können über Bord geworfen werden, wenn es ein Bewusstsein darüber gibt, dass Sex eben nicht einfach nebenbei passiert. Über Sex müssen wir Bescheid wissen, uns austauschen und darum kümmern. Und das in jeder Altersspanne, in der wir uns befinden. Es sei denn, wir sind „frisch verliebt", und selbst dann hapert es manchmal mit dem Hollywood-Sex. Hand aufs Herz und nicht gelogen: Haben Sie auch schon gedacht, dass es schade ist, wie sich Ihr Sexleben verlangsamt hat? Sind Sie in einer langjährigen Beziehung? Oder sind Sie eher ein Serientäter oder eine Serientäterin, sind quasi mitverantwortlich für das neue Wort LAP (Lebensabschnittspartner oder Lebensabschnittspartnerin)? Haben Sie etwa schon lange keinen Sex mehr, wollen aber gern Sex haben?

In meiner Praxis tauchen Ratsuchende auf, die ihre Probleme mit meiner Hilfe lösen wollen – und die, die einfach ihr Sexleben verbessern möchten, sich nach mehr Genuss sehnen. Es kommen Singles, Junge wie Alte, Menschen mit Fetischen oder andere, die immer mal wieder den kleinen Hunger zwischendurch woanders gestillt haben, und viele mehr.

Dieses Buch soll davon erzählen. Vielleicht hilft es dem einen oder der anderen, den Weg in die Beratung zu finden. Aber ich bin mir sicher, dass es auch ohne den Gang in eine sexologische Praxis bei einigen Menschen die ersten Schritte erleichtern kann, wo auch immer diese hinführen sollten.

Um es für Sie übersichtlicher zu machen, habe ich spezifische Schwierigkeiten nach bestimmten Altersphasen aufgeteilt. So finden Sie hier die jungen Erwachsenen, die älteren Erwachsenen, die jungen Alten und die alten Alten, also jene ab fünfundsiebzig aufwärts. Ich erzähle die Geschichten von meinen Ratsuchenden natürlich verfremdet, sodann anonym, und zeige auf, wie ich sie mit bestimmten Vorschlägen konfrontiere, um Lösungen und Veränderungen herbeizuführen. Denn selbst im höheren Alter ist sexuell noch vieles möglich. Dabei wende ich ein bestimmtes Therapiemodell an, das ich Ihnen auch vorstellen möchte: *Approach Sexocorporel*. Mag es auch ein wenig trocken anmuten, bei mir in der Praxis zeigt es wundersame Wirkungen.

Und eines garantiere ich Ihnen: Ein erfüllendes Sexualleben hat Auswirkungen auf alle Bereiche Ihres Lebens. Deshalb ist mir gesunder Sex so wichtig!

Teil 1

Eine kleine Einführung, die Hoffnung macht

1 Die große Lustlosigkeit

Die Flaute im Bett – eine Feststellung, die nicht nur ich gemacht habe, Fachleute in diesem Bereich kennen die Problematik. Für die steigende Unlust können wir vielerlei Gründe ausmachen. Die Menschen haben zu viel Stress, leiden unter dem sogenannten *Mental Load*. Da sind die äußeren, gesellschaftlichen Bedingungen aufzuführen, sei es in der jüngsten Vergangenheit die Pandemie, der Krieg zwischen Russland und der Ukraine, der sehr schnell grenzübergreifend werden kann, der Krieg im Nahen Osten oder die Inflation, die mit gestiegenen Lebenshaltungskosten einhergeht und zu Überlegungen führt, ob die Miete und die Kleidung für die Kinder noch bezahlbar sind. Weiterhin verängstigt die Klimakatastrophe mit den Auswirkungen für jeden Einzelnen. Zum Mental Load gehören auch die Karriereplanung und damit oft verbunden die Familienplanung, weiterhin Trennungen, Abschiede von lieben Menschen, nicht zu vergessen die bunte Welt der Werbung und Netflix-Serien, die uns dazu antreiben, unser Seelenheil in Konsum, Drogen, spektakulären Erlebnissen oder einem Beziehungs- und Körperperfektionswahn zu finden. All diese Dinge, die in unserem Gehirn herumgeistern, führen dazu, dass wir keine Zeit mehr haben, unser eigenes Leben zu leben. Alles muss optimiert werden, und wenn es keinen Kick gibt, stempeln wir unser Dasein als nicht besonders gut gelungen ab. Das wiederum verstärkt den Stress und führt zu weiteren Bemühungen, die Zustände zu verbessern. Letztlich endet auch das nur in Frustrationen. Noch reicher, noch intelligenter, noch attraktiver können wir auf Dauer nicht mehr werden. Es gelingt uns nicht, unsere Bedürfnisse zu befriedigen, und das hat Auswirkungen auf die Qualität unseres Lebens, aber auch auf unseren Sex. Die sexuelle Lust ist mit überzogenen Ansprüchen an die eigene Libido verbunden. Sie ist ein künstliches Idealbild, ein Konstrukt, das von der Mehrheit ebenso wenig erreicht wird wie die Figur eines Supermodels.

Ein weiterer Grund für die sexuelle Unlust ist etwas schwieriger zu fassen, weil komplexer und nicht so eingängig: Kaum jemand hat gelernt, wie ein gesundes, zufriedenes Sexualleben über die gesamte Lebensspanne zu realisieren ist. Wir sind von Beginn unseres Lebens an sexuelle Wesen – bis ins hohe Alter. Sehr früh beginnen wir den eigenen Körper wahrzunehmen und später bewusst zu berühren. Irgendwann verlieben wir uns. Der Knackpunkt: Am Anfang, in der ersten Phase des Verliebtseins, ist bei so gut wie allen der Sex super, wir können von der anderen Person gar nicht genug kriegen und hüpfen in der Regel bei jeder Gelegenheit in die Kiste oder wohin auch immer. Die Lust scheint grenzenlos zu sein. Frisch verliebt sind wir nämlich Dopamin-Junkies, und Dopamin ist das Hormon des Haben-Wollens, des Erreichen-Wollens, wir wollen immer mehr von der anderen Person. Wir werden süchtig nach dem Objekt der Begierde. Und irgendwann, wenn es gut weiterläuft, schwappt es in eine andauernde Beziehung über.

Doch der hohe Dopaminpegel ist nicht haltbar, es muss ruhiger in einem werden, da der Körper auf Dauer diesen schwindelerregenden Hormoncocktail gar nicht aushalten würde. Es wurden MRT-Untersuchungen mit Kokainsüchtigen gemacht, um zu erforschen, welche Teile im Gehirn getriggert werden, wenn sie die Droge nehmen – es sind die gleichen wie bei frisch Verliebten. Doch bei Letzteren wird das Dopamin irgendwann durch andere Hormone ausgetauscht, hier unter anderem das Oxytocin, das eigentliche Liebeshormon. Man könnte sagen, unsere körpereigene Chemie schafft unser Begehren ab. Bei dem Liebeshormon geht es nicht in erster Instanz um das Wollen, sondern um ein „Wir haben uns!“ oder „Wir haben eine gewisse Kontrolle, das beruhigt!“ oder „Wir lieben uns!“. Es handelt sich um ein Hormon, das mehr bei der Emotionalität und im Herzensbereich angesiedelt ist.

Der Prozess gehört zu einem evolutionär uralten Programm, denn schon bei den Steinzeitmenschen war es von der Natur vorgesehen, sich zu verlieben, sich fortzupflanzen und dann für die Kinder Sorge zu tragen, die man eben nicht nach ein paar Wochen oder einem halben Jahr einfach abschütteln konnte, sondern sich mindestens fünfzehn Jahre um sie zu kümmern hatte. Das ist auch heute noch so. Durch das Oxytocin wurden die Beziehungen, die eingegangenen Bindungen zur entscheidenden „Droge“ für ein soziales Miteinander.

Durch Dopamin und Oxytocin kämpfen wir um Anerkennung. Anerkennung ist die Währung für Bindung. Wir sind alle Bindungstiere. Ohne Bindung hätte der Mensch in der Steppe nicht überlebt. Aber das ist den meisten nicht bewusst. Wenn ich in meiner Praxis erkläre, was es mit diesen beiden Hormonen auf sich hat und dass es normal ist, wenn sich die Beziehung nicht mehr anfühlt wie in der Anfangsphase, reagieren viele mit Unverständnis: „Es soll sich aber wieder wie früher anfühlen. Das geht doch hoffentlich noch?“

Mich irritiert das immer ein wenig. Alles verändert sich beim Menschen durch das Älterwerden, aber die Sexualität soll immer gleich bleiben? Klienten und Klientinnen wollen nach einer Praxisstunde nach Hause gehen, in der Hoffnung, gleich schon aus dem Flur ins gemeinsame Schlafzimmer gezogen zu werden, für eine Runde Bettsport. Dass dies nach vielen Jahren des Zusammenlebens nicht von allein passiert, möchten sie gern ausklammern. Erst recht wollen sie nicht hören, dass etwas getan werden muss, um sich den Gang in eine sexologische Praxis zu ersparen.

Immer wieder werde ich gefragt, wie ich denn überhaupt dazu gekommen sei, als gelernte Betriebswirtin Sexologin zu werden, das sei doch etwas ungewöhnlich. Die Antwort ist eher schlicht: Während meiner Ausbildung studierte ich im Nebenfach Psychologie, und das Fach hatte mich im Grunde immer viel mehr interessiert als die Betriebswirtschaft. Aber als ein Hamburger Fischkopf – obendrein war mein Vater auch noch Wirtschaftsprüfer und Steuerberater – wird zu Ende gebracht, was einmal angefangen wurde. Grundsätzlich war das für mich in Ordnung, weswegen ich auch lange als Betriebswirtin gearbeitet habe. Zusammen mit meiner Schwester managte ich über viele Jahre eine Agentur, und als wir sie schließlich verkauften, dachte ich: Halt, da war doch noch was! Habe ich mich nicht immer für die Seele und das Unterbewusste interessiert? Für die Energien, die mit unserer Psyche zu tun haben?

Durch meine Berufszeit, meine Heirat und meine zwei Töchter hatte ich längst begriffen, dass Sexualität neben der Liebe zu den Partnern und Kindern eine immense Kraft hat, die mit nichts zu vergleichen ist und in jeder Hinsicht weltbewegend sein kann. Ich hatte beobachtet, was die Fünfzigerjahre voller sexueller Tabus mit den Menschen, die in der Nachkriegszeit erwachsen wurden, gemacht hatten, all die Verklemmtheiten, all die Sprachlosigkeit. Für die Sexualität hatte das jedenfalls fürchterliche Konsequenzen mit sich gebracht. Dann folgte mit den Achtundsechzigern eine Art Sex-Revolution, insbesondere für die Männer. Die Frauen sah man immer noch von der Seite an, wenn sie ein angeblich zu „wildes" Sexualleben hatten. Dann, mit der Erfindung und der Ausbreitung der Antibabypille, wurde einfach freiheitlicher gelebt – unglaublich, dass nun das Risiko vorbei war, als Frau ungewollt schwanger zu werden. Die freie Liebe wurde praktiziert und proklamiert, wobei sicherlich vielfach übertrieben wurde, was manchmal zu belanglosem Sex führte, Hauptsache man hatte welchen. Oder man dachte: Oje, jetzt muss ich alles mitmachen, sonst gelte ich noch als verklemmt oder spießig.

In den Achtzigerjahren gab es einen kleinen Rückschritt hinsichtlich eines gelockerten Sexuallebens, was mit dem HI-Virus zu tun hatte: Auf einmal hatten alle Angst, sich mit einer tödlichen Immunerkrankung beim ungeschützten Sex anzustecken.

Die eigentliche sexuelle Revolution startete dann Anfang der Zweitausenderjahre mit der Einführung und der Verbreitung des Internets, mit Social Media und den entsprechenden Konsequenzen. Bücher zum Thema Sex, die 2010, 2011 geschrieben wurden, hielten mit dem, was im Netz kursierte, längst nicht mehr stand und waren schon nach kürzester Zeit überholt. Durch das Internet war auf einmal alles denkbar, alles war – und ist heute noch – möglich. Jede und jeder konnte sich über sämtliche Sexualpraktiken informieren, die zuvor, wenn überhaupt, nur hinter vorgehaltener Hand oder in speziellen Kreisen zur Sprache kamen – ansonsten waren derartige Dinge tabu gewesen. Alles öffentlich zu machen und dabei alle umfassend in Kenntnis zu setzen war auf der einen Seite gut, aber im Gegensatz zu der eher begrenzten sexuellen Revolution der Achtundsechziger gerieten die Kinder und Jugendlichen nun unter einen immensen Druck. Sie wurden mit einem Wissen konfrontiert, das sie anders und mehr überforderte als in früheren Zeiten. Und dieser Druck, genauso erfahren zu sein, wie sie es zum Beispiel in Pornos oder Kinofilmen gesehen hatten, setzte und setzt sich bei den jungen Erwachsenen in einem nie zuvor gekannten Ausmaß fort.

Als ich später meine Praxis als Sexologin eröffnet hatte, wurde ich immer häufiger mit Männern in den Zwanzigern konfrontiert, die eine Weile herumdrucksten, bis sie schließlich gestanden, was sie bewegte: „Mein Penis ist nicht lang genug."

Ich fragte nach, was sie zu dieser Ansicht gebracht hätte, und immer ging es dabei um einen Vergleich zu den Penislängen, die sie in Pornos wahrgenommen hatten, und was mit einem solchen Penis alles möglich sei (Klienten mit diesem Problem habe ich heute noch, sie sind nicht weniger geworden). Bei fast allen war und ist, wie sich dann nach einer Hausaufgabe zum Nachmessen herausstellte, der Penis okay. Wenn diese jungen Männer aber einige Jahre lang Pornos angeschaut und damit viele Porno-Penisse gesehen haben, glauben sie, ein Penis müsste aussehen wie in diesen Filmen, das wäre die normale Gestalt.

Bei mir sitzen auch junge Männer, die mir erzählen, dass sie nach zehn (oder weniger!) Minuten intensivem Sex leider schon kommen würden, das sei doch sicher nicht normal. Normal wären doch zwei Stunden, so wie sie das von den Pornos kennen würden.

Das ist die Moderne, wenn es um Sexualität geht. Der Druck wird verstärkt, indem das Internet die Suchenden auch alles finden lässt, es ihnen sogar regelrecht aufdrängt. Wenn ein Kind mit elf Jahren nach „Möpsen" googelt, werden als Ergebnis nicht unbedingt süße kleine Hundewelpen präsentiert, sondern da kommt etwas ganz anderes hochgeschwappt.

Die Vielfältigkeit und Überfülle von Informationen darüber, was alle anderen machen, im Gegensatz zu den vielen Verboten der Fünfzigerjahre, hat zu einer sogenannten Gebotsmoral geführt. Was heißt das? Die Jungen haben das Gefühl, ich muss Sex haben und ich muss gut performen können. Anders gesagt: Wir müssen im sexuellen Bereich alles gemacht und ausprobiert haben, weil die anderen es auch praktizieren. Das sagen nicht nur die Peergroups, sondern auch die sozialen Plattformen haben dazu wesentlich beigetragen. Jedenfalls wird das so angenommen und löst genau diesen offensichtlichen Druck aus. Man möchte nicht zu den Uncoolen zählen.

Sexualität ist etwas Wandelbares. So wurde und wird es mir immer deutlicher, dass sie abhängig von ihrer jeweiligen Zeit ist, den Bedingungen der Gesellschaft, wie diese sich entwickeln, aber auch von der eigenen Biografie, also den gemachten Erfahrungen. Hoch spannend ist das alles! Es geht bei der Sexualität nicht allein – und oft auch nur begrenzt – um Fortpflanzung. Vielmehr stehen in ihrem Zentrum Dinge wie „Ich werde begehrt" oder „Ich werde gesehen". Mit anderen Worten geht es hierbei um die ganze Bandbreite der Urbedürfnisse, aber auch um die Entwicklung einer Persönlichkeit, also wie jemand liebt, wie eine Person ihre Sexualität ausdrückt. Für mich beinhaltet das den Mikrokosmos unseres Seins. So wie sich jemand in der Sexualität zeigt, so zeigt sich die- oder derjenige oft auch im Leben. Das ist das, was ich in meiner Praxis immer wieder höre.

Die Ausbildung zur Sexologin war eine langwierige Sache, mich nochmals hinzusetzen, um über sechs Jahre zu lernen, das war ein Marathon. Zwischendurch war ich verunsichert, ob ich überhaupt auf dem richtigen Weg war, war ich doch bislang eher eine Buchhalternase gewesen. Vielleicht war es auch eine innere Rebellion – nämlich etwas zu machen, von dem ich genau wusste, dass mein Umfeld die Ausbildung eher „Mmh" finden würde. Aber die Sexologie hatte etwas mit mir zu tun, und so hielt ich durch, zumal mich die Seminare, die ich besuchte, mehr und mehr zu interessieren begannen und ich immer tiefer eintauchte. Tatsächlich schien ich dieses Thema auf einmal förmlich anzuziehen. Ich erzähle Ihnen, was mir damals in New York passierte. Auf einer Familienreise gingen wir kurz vor meinem Abschluss zum Essen ins renommierte Steakhouse Smith & Wollensky. Als wir zu unserem Tisch geführt wurden und ich vor meinem Platz stand, sah ich zu meiner großen Überraschung vor mir ein kleines am Tisch festgeschraubtes Messingschild: Offenbar war dies der Stammplatz einer Pionierin in meinem Fachbereich – in eingravierten Lettern stand da: Ruth Westheimer.

Ich war im ersten Jahrgang einer neu gegründeten Fachrichtung in Merseburg, alles war hochinteressant. Insgesamt fußte meine Ausbildung auf einem Ansatz, der sich *Sexocorporel* nennt, ausgearbeitet von dem kanadischen Psychologen und klinischen Sexologen Jean-Yves Desjardins (1931–2011).

Als klinische Sexologin, die ich heute bin, höre ich zu, frage nach, erkläre, gebe Anleitungen und Übungen, manchmal wie eine Tennis- oder Golflehrerin. Doch im Gegensatz zu diesen kann ich mir nicht angucken, wie Menschen ihre Sexualität wirklich leben, ich kann es mir nur berichten lassen. Die Aufgaben, die ich ihnen mit auf den Weg gebe, damit eine Veränderung eintritt, können Klienten und Klientinnen nur in ihren privaten vier Wänden absolvieren oder erledigen. Oft gelingt es ihnen, sich mit den Übungen neu wahrzunehmen und kennenzulernen, und das ist jedes Mal eine wunderbare Erfahrung.

Erwarten Sie jetzt aber keine Betriebsanleitungen à la Oswald Kolle, der in Zeiten der „sexuellen Revolution“ experimentierfreudigen Paaren „höchste Ekstase durch perfekte Rubbeltechnik“ versprach. Beteuerungen dieser Art finden sich heute kaum in den sexologischen Praxen – aber immerhin wird manchmal schon die eine oder andere Technik besprochen.

2 Therapiemethode: Mit Fokus auf dem Körper

Sexocorporel ist das Modell, nach dem ich therapiere. Ich kann damit sexuelle Phänomene beschreiben, eine Diagnose stellen und eine darauf aufbauende Behandlung durchführen. Das Ziel dabei ist die sexuelle Gesundheit. Allen Menschen soll ein befriedigendes und erotisches Erleben und Handeln ermöglicht werden – und zwar auf der persönlichen wie auch auf der Beziehungsebene.

Das Fundament bei diesem Ansatz ist die Entität von Körper und Geist – oder Körper und Hirn –, beide sind neurophysiologisch untrennbar miteinander verbunden.

Jede Wahrnehmung, jede Emotion, jeder Gedanke spiegelt sich auf der neurophysiologischen Ebene wider. Was letztlich heißt: Mit unseren Gedanken und Emotionen beeinflussen wir unseren Körper. Und umgekehrt: Durch die Veränderung des Körpers ist es möglich, ebenso die Emotionen und die Wahrnehmung zu verändern. Ratsuchende in meiner Praxis spüren das meist schon in der ersten Stunde, wenn ich mit ihnen nach diesem Modell arbeite. Viele haben schon einen längeren Leidensweg hinter sich, meistens um die fünf, sechs Jahre, manche sogar noch länger. Sie sind im wahren Sinn des Wortes geknickt, was einen Ausdruck in ihrer Körperhaltung findet: Die Schultern sind sichtbar nach vorne ((einheitlich)) gefallen, der Kopf ist leicht gesenkt, sie sind kurz davor zu resignieren, haben aber nicht ganz aufgegeben und wollen es noch einmal versuchen.

Oftmals beginne ich mit bestimmten Körperübungen, damit deutlich wird, wie ich arbeite. Die meisten können danach gleich nachvollziehen, was sie erwartet. So wird mein Vorgehen klar.

„Kennen Sie Charlie Brown?", frage ich zum Beispiel.

„Ja, den von den Peanuts", lautet meist die einhellige Antwort. „Mit seinem Hund Snoopy, Charlie, der ewige Verlierer und Pechvogel, der immer so unglücklich dasteht."

„Gut, dann stellen Sie sich jetzt mal hin wie Charlie Brown, so wie Sie ihn sich vorstellen."

Augenblicklich spannen alle alles an, ziehen die Schultern zwischen die Ohren und schauen zu Boden, machen sich ganz klein und sind fixiert auf ihre Füße oder den Teppich.

„Okay", sage ich nun. „Bleiben Sie einen Moment so stehen und spüren Sie in sich hinein." Nach einer Weile fahre ich fort: „Und jetzt bewegen Sie sich, öffnen Sie sich nach oben hin, atmen Sie tiefer, die Schultern sind eher in der Hosentasche (oder auf Höhe des Rockbundes). Sie erden sich neu, stellen sich einfach anders hin." Augenblicklich verwandelt sich der Klient oder die Klientin auch emotional in einen anderen Menschen.

Oft lasse ich jemanden auch die Schuhe ausziehen und auf einem Stuhl in Socken oder Strümpfen Platz nehmen, so spüren sie mit den Füßen den Boden. Ich erkläre: „Schauen Sie bitte geradeaus, schauen Sie mich an, holen Sie dann tief Luft, und vergessen Sie nicht, auch wieder tief auszuatmen." Für viele fühlt sich ihr Körper auf einmal anders an, und damit bekommen sie eine Vorstellung davon, dass sie auch anders denken können. Wer anfängt, die Umgebung anders wahrzunehmen, wird auch sich selbst anders wahrnehmen. Das ist wichtig, denn viele, die in der Praxis erscheinen, haben nicht wirklich Lust auf den Termin mit mir. Viele denken: Diese Frau wird mich sicher nerven!

Bei diesen Übungen geht es mir also in erster Instanz um einen Klick-Effekt, um ein Aha, ein „Hm“, damit die Motivation steigt und die Menschen gern bei mir in der Praxis sind. Es schafft auch Vertrauen in meine Arbeit. Rein körperlich betrachtet sind es zwar Mini-Interventionen, aber entscheidend ist, dass die Ratsuchenden dadurch begreifen, dass sie den Blick verändern, den Blick auf die eigene Person und damit auf die eigene Denkweise.

Das Wichtige bei Sexocorporel ist, dass durch die Körperlichkeit ungemein viel modifiziert werden kann. Der Körper ist nach diesem Modell etwas Explizites, und die Emotionen im Gehirn sind etwas Implizites, aber wie schon erklärt, sind das nicht zwei unterschiedliche, zwei voneinander trennbare Einheiten, sondern sie bilden eine Ganzheit – mit dem Körper als Spiegel. Alles, was wir im implizierten Körper erleben, also alle Emotionen, spiegelt sich im explizierten Körper wider und umgekehrt. Das heißt, wenn ich Angst habe oder mich schlecht fühle oder mir etwas unangenehm ist, bekomme ich einen knallroten Kopf beziehungsweise schweißnasse Hände. Das Gefühl und die physiologische Reaktion bilden eine Einheit.

Der Körper als Spiegel der Emotionen funktioniert in drei Dimensionen. Da ist zum einen der Tonus, die Veränderung der Muskelanspannung. Zweitens gibt es den Rhythmus (das Tempo), den zeitlichen Ablauf der körperlichen Reaktionen. Also verläuft die Bewegung, wenn sie da ist, zügig oder langsam. Und drittens wird von einem inneren und einem äußeren Raum ausgegangen. Muskelanspannung und Rhythmus sind leicht verständlich, der innere und der äußere Raum sind eher erklärungsbedürftig. Der innere Raum ist die Atmung, der äußere Raum die Bewegung. Diese drei Dimensionen gezielt zu beeinflussen ermöglicht eine wesentliche Veränderung unserer Haltung und damit auch unserer Emotionen und Gedanken.

In den ersten Übungen, die ich mit den Klienten und Klientinnen durchführe, sind diese drei Dimensionen immer berücksichtigt. Damit verständlicher wird, was ich meine, können Sie die folgende Übung machen: Nehmen Sie Ihren rechten Arm und ziehen Sie das, was Sie gerade tragen, bis nach oben zum Ellbogen (falls Sie nicht gerade etwas Kurzärmeliges anhaben). Manchmal sage ich zur Beruhigung: „Mehr müssen Sie nicht frei machen, Sie sind hier ja nicht beim Striptease." Das ist kein genialer Einfall, aber viele fangen an zu lachen, und wenn sie lachen, freue ich mich, weil ich weiß, dass sich dabei der Beckenboden löst und die Anspannung im Körper nachlässt.

Danach ist Folgendes zu tun: Machen Sie nun eine Faust und spannen den Arm richtig fest an, so sehr, dass es fast unangenehm wird. Dann legen Sie zwei Finger der anderen Hand auf eine kleine Fläche Ihres Arms, höchstens ein, zwei Zentimeter groß. Anschließend streicheln Sie auf der Fläche mit den Fingern hin und her. Achten Sie darauf, wie der Körper reagiert, mit dem angespannten Arm und den streichelnden Fingern. Sie können dabei auch die Augen schließen. Horchen Sie in sich hinein. Spüren Sie etwas, und wenn ja, was spüren Sie? Wahrscheinlich nehmen Sie nicht viel wahr, weil Sie viel zu angespannt und angestrengt sind.

Machen Sie nun eine kleine Pause und schütteln Sie den Arm aus. Jetzt wiederholen Sie die Übung, aber spannen den Arm, den Sie gerade gestreichelt haben, nicht mehr an. Nehmen Sie wieder zwei Finger und gehen erneut auf die Stelle am Arm und streicheln ein bisschen darüber. Auch hier können Sie die Augen schließen, es ist immer gut, wenn es taktil wird. Sie können besser in sich hineinspüren, wenn das Sinnesorgan Auge aus dem Spiel genommen wird. Nun sollten Sie wesentlich mehr wahrnehmen als bei der ersten Variante.

Setzen Sie sich nun auf einen Stuhl, ganz gerade auf beide Sitzbeinhöcker – ich mache das genau so in der Praxis, weil ich den ganzen Körper der jeweiligen Person anschauen will. Ich möchte sehen, was sich am Körper im Nachhinein verändert hat. Sie können sich auch so hinsetzen, dass Sie sich in einem Spiegel sehen, wenn Sie seitlich hineinschauen. Bei dieser dritten Option widmen Sie sich abermals dem rechten Arm, jenem, der bis zum Ellbogen frei ist. Nun nehmen Sie die andere Hand, nicht nur zwei Finger, sondern die ganze Handfläche, und streicheln von oben bis unten über den Arm, der jetzt nicht mehr angespannt ist, sondern mitbewegt wird. Insgesamt sind Sie dadurch mit ihrem Oberkörper, vielleicht sogar mit Ihrem ganzen Körper, in leichter Bewegung. Alles gleicht einem ruhigen und beweglichen Prozess – fluide, wie wir es im Sexocorporel nennen. Sie spüren das Taktile in der Hand, aber auch am nicht angespannten Arm.

Anschließend frage ich, wie die einzelnen Übungen empfunden wurden. Meist bekomme ich zu hören: „Beim ersten Mal habe ich kaum etwas, beim zweiten Mal schon ein bisschen mehr gespürt, das war ganz gut. Aber zuletzt war es am besten."

„Und weshalb war das so? Was denken Sie?"

„Ich habe den Arm nicht angespannt, ach ja, und ihn auch noch bewegt."

„Stimmt, Sie haben den äußeren Raum vergrößert."

Dabei ging es jetzt nur um die Anspannung, zu den drei

Dimensionen des Körpers gehört natürlich auch noch die Atmung, der innere Raum.

„Haben Sie bei den Übungen verfolgt, wie Sie atmen?“, frage ich deshalb.

„Oh, weiß ich nicht, darauf habe ich nicht geachtet.“

Nach dieser Antwort lasse ich die drei Übungen noch einmal durchführen, wobei sich Klient oder Klientin bei diesem Durchgang darauf konzentrieren sollen, wie sie atmen. Das können Sie jetzt genauso tun.

„Was macht die Atmung, wenn wir uns angespannt haben, wo geht sie hin?“

Viele stellen erstaunt fest, dass sie im angespannten Zustand nur in den Brustkorb atmen. Sind wir verkrampft, spannen wir die Brust und die Schultern an – die meisten haben zudem noch den Mund stramm geschlossen und den Kiefer zusammengebissen. Das heißt, bei einer solchen Haltung bleibt die Atmung im Oberkörper hängen, und der Bewegungsradius mit zwei Fingern auf mehr oder weniger einer Stelle kann auch nicht wesentlich dazu beitragen, dass tiefer geatmet wird. Nur bei der dritten Übung, bei einem größeren Bewegungsradius des Oberkörpers und ohne Anspannung, kann die Atmung fließen, sie kann kreisen. Wir haben den Arm mit der ganzen Handfläche gestreichelt, er wurde also mehr berührt und bewegte sich sowieso von selbst, Sie oder die Person bei mir in der Praxis haben sich mehr gedreht. Mit der fließenden Atmung wurden auch Tonus und Rhythmus im ganzen Körper in Gang gesetzt, einzig weil wir nicht mehr auf der Stelle blieben, sondern richtig Raum einnahmen.

Atmen ist das Erste und das Letzte, was wir Menschen tun. Die Atmung ist zentral für das Leben, aber sie verbindet auch die Herzgegend mit dem Genitalbereich. Dieses fundamentale Atmen, also dass man den Atem durch den ganzen Körper schicken kann, ist dafür entscheidend. Wenn der Atem jedoch im Brustkorb hängen bleibt, bleibt auch die Anspannung bestehen, und sexuell (also im unteren Bereich) passiert nicht mehr viel.

Bei den Menschen, die zu mir in die Praxis kommen, ist gewissermaßen die Genussfähigkeit ins Stocken geraten oder hat sich nie richtig ausgebreitet. Das Wissen, dass es bestimmte Lernschritte zu einer genussvollen Sexualität braucht, ist nicht vorhanden. Bei Sexcorporel sprechen wir immer über die fördernden und die hemmenden Faktoren. Hemmende Faktoren haben die Auswirkung, dass etwas nicht mehr funktioniert, also Sex keinen Spaß mehr macht oder schlichtweg wehtut. Diese hemmenden Faktoren bringen fast alle Klienten und Klientinnen in irgendeiner Form mit, sonst würden sie mich nicht aufsuchen. Und um es anders zu verdeutlichen: Eine Person kann Sex haben, ohne dass sie dabei besonderen Genuss empfindet. Deswegen wird im Sexocorporel zwischen schlichter genitaler Erregung (körperlich) und emotionalem Genuss (Lust) unterschieden.

Das A und O der Sexocorporel-Therapie ist, die drei Dimensionen des Körpers zu verändern, sie zu modifizieren. Das Gute dabei: Die meisten haben noch nie infrage gestellt oder sind sich darüber bewusst, wie sie beim Sex (und im Leben) den Körper einsetzen, und somit profitieren sie hochgradig von dem neuen Wissen zu den drei Dimensionen des Körpers.

3 Was Sexualität ausmacht

Bei der Therapie werden alle Komponenten berücksichtigt, die an unserer Sexualität beteiligt sind. Nach dem Modell von Sexocorporel sind es vier Bereiche:

1. **Physiologische Komponenten**: Hierzu gehört der Körper, also auch die Genitalien. Der Bereich umfasst des Weiteren die sexuelle Erregung und die Art, sich zu erregen. Aber auch alle körperlichen Gegebenheiten sowie Medikamente etc.
2. **Emotionale Komponenten**: Auch die eigene Wahrnehmung und die Emotionen fallen darunter. Das Gefühl, Mann, Frau oder divers zu sein, das sogenannte „Gefühl der Geschlechtszugehörigkeit", u. a. sexuelles Lusterleben, sexuelles Begehren, sexuelle Fantasien, Auslöser für sexuelle Lust und die sexuelle Selbstsicherheit.
3. **Kognitive Komponenten**: Dazu zählen Wissen, Ideologien, Glaubenssysteme, Einstellungen, Werturteile und Idealisierungen.
4. **Beziehungskomponenten**: Hier wird die sexuelle Kommunikation erfasst, aber nicht weniger wichtig sind das Liebesgefühl, die erotischen Kompetenzen und Verführungsfähigkeiten.

Mag sein, dass die Einteilung etwas künstlich wirkt, aber in der Praxis hat sich gezeigt, dass es diese Unterteilung Ratsuchenden leichter macht, über Sexualität zu sprechen. Denn wer zu mir kommt, ist es meistens nicht gewohnt, sich bei diesem Thema zu öffnen. Viele Menschen sprechen kaum über ihre Sexualität beziehungsweise über ihre sexuellen Probleme, obwohl sie ansonsten ziemlich kommunikativ sind. Das Thema „eigene Sexualität“ ist immer noch äußerst schambehaftet, mehr noch als das Thema Sex im Allgemeinen, nicht nur bei den älteren Generationen, sondern bei allen. Die Einteilung in Komponenten hilft, im Gespräch sachlich, fast wissenschaftlich damit umzugehen. Als Sexologin mit einer klaren Vorgehensweise bin ich persönlich kein Gegenüber, das in Lachen ausbrechen oder rot werden würde. Ich bin für die Klienten und Klientinnen jemand, die sich auskennt, zuhört und gelassen mit Schwierigkeiten umgehen kann.

In diesem Kapitel konzentriere ich mich auf den ersten Bereich, die *physiologischen Komponenten.*

Vorerst geht es hier um die körperlichen Gegebenheiten, vor allem um das Genital. Dazu kommen biologische Aspekte wie Hormone, das Nervensystem, die Blutzufuhr oder der Beckenboden, die das Fundament bilden, auf dem Sexualität überhaupt erst entstehen kann. Physiologisch gesehen geht es bei der Sexualität um sexuelle *Erregung*, geleitet durch die Durchblutung und die Ausschüttung von Hormonen. Die Erregung beginnt mit dem sogenannten *Erregungsreflex.* Dieser wird ausgelöst, wenn die Durchblutung im Genital zunimmt.

Der Wunsch aller, Sexualität genießen zu können, basiert letztlich auf dem Erregungsreflex. Gelingt die Erregungssteigerung danach, also nachdem einem bewusst wurde, dass im Genitalbereich etwas passiert, kann überhaupt erst ein Orgasmus gelingen; hier haben wir es mit einem weiteren Reflex zu tun.

Für spätere Zusammenhänge und zum Verständnis der beiden Reflexe frage ich Menschen in meiner Praxis:

„Welche Reflexe kennen Sie?“

„Den Hustenreflex, Würgereflex oder den Reflex, wenn der Arzt mit einem Hämmerchen aufs Knie klopft und der Fuß hochgeht."

„Ja, das ist richtig, das sind Reflexe. Aber wissen Sie, welche Reflexe die schönsten sind?" Verwundert werde ich angeschaut.

„Der Erregungs- und der Orgasmusreflex", sage ich dann schmunzelnd.

Viele denken eine Weile nach, bis sie nachvollziehen können, dass Erregung und Orgasmus durch Reflexe gesteuert sind, die jeder und jede von uns hat.

Der nächste Schritt ist, zu verstehen, wie die Steigerung von Erregung passiert, denn Menschen befriedigen sich auf höchst unterschiedliche Weise. Für mich ist es deshalb wichtig herauszufinden, *wie genau* sich jemand erregt. Im Sexocorporel sind spezifische sexuelle Erregungsmodi benannt. Da gibt es zum einen den *archaischen Erregungsmodus*, der schon bei Säuglingen ab dem vierten oder fünften Lebensmonat zu beobachten ist. Er setzt ein Minimum an motorischer Koordination voraus und funktioniert über die muskuläre Stimulation von Rezeptoren in der Genitalgegend. Weibliche Wesen steigern die mit diesem Modus verbundene Erregung etwa durch ein Zusammenpressen der Schenkel. Oft nehmen sie dabei ein Kissen oder etwas anderes zu Hilfe oder pressen ihr Genital gegen eine Unterlage (Matratze) oder auf ihre eigene Faust. Männer klemmen ihren Penis zwischen die Oberschenkel, pressen ihn mit der Hand oder dem Gewicht ihres Körpers ebenfalls gegen eine Unterlage. Immer geht es bei diesem Modus um Pressen und Drücken, die gesamte Muskulatur ist angespannt, die Atmung flach, und es findet dabei meist eine ziemlich rasche Entladung, also ein Orgasmus statt – wenn es mit dieser Art der Erregungssteigerung überhaupt klappt. Ein möglicher Nachteil dabei könnte sein, dass bei der hohen Anspannung in diesem Modus die Wahrnehmung lustvoller Gefühle begrenzt ist.

Ein weiterer Erregungsmodus ist der mechanische. Männer stimulieren sich hierbei durch schnelles Reiben ihres Penis, Frauen durch ein Reiben der Klitoris.

Beim dritten Erregungsmodus, einem Bewegungsmodus, wird der ganze Körper schlangenartig bewegt. Dabei durchzieht die Erregung den gesamten Körper, die Muskeln sind eher entspannt oder moderat angespannt. Rhythmen und Bewegungen wechseln sich ab, und ein intensives erotisches Erleben wird möglich, aber nicht immer ein Orgasmus, denn hierfür fehlt wiederum die nötige Spannung.

Beim vierten und letzten Modus, dem wellenförmigen Modus, werden u. a. Becken und Schultern in einem Wechsel von Anspannung und Entspannung gezielt bewegt. Wie das genau geht, erkläre ich später.

Menschen haben in Abhängigkeit ihrer Lernerfahrung sehr unterschiedliche Schritte gemacht. Sie haben ihren ersten archaischen Modus beibehalten oder diesen weiterentwickelt, um ihre Erregung optimal zu steigern und zum Beispiel zu einem Höhepunkt zu kommen. Viele sind sehr erregt, aber schaffen den letzten Schritt zum Orgasmus nicht. Bei anderen wiederum geht alles viel zu schnell.

Was ich gern mit der Arbeit in meiner Praxis erreichen möchte, ist – natürlich nur wenn die Klienten und Klientinnen am Ball bleiben – den wellenförmigen Erregungsmodus, wobei alle Modi ihre Berechtigung haben.

Im Wesentlichen besteht der wellenförmige Modus darin, dass sowohl die genitale Gegend (das Becken) als auch der Oberkörper in Bewegung kommen. Auf diese Weise spüren die meisten Menschen mehr.

Weil Mehr*wissen* meist ein Mehr*wert* ist, auch in sexuellen Angelegenheiten, möchte ich hier kurz und allgemein auf den Beckenboden eingehen.

Ein trainierter Beckenboden ist von großem Nutzen, sowohl beim Stehen und beim Heben als auch beim Sex. In meiner Praxis habe ich ein großes Modell, das ich in solchen Momenten immer hervorhole. Ich zeige den Männern und den Frauen dann die Lage und den Aufbau des Beckenbodens. Er besteht aus drei Schichten: aus Muskeln, aus Sehnen und aus Bindegewebe, die wie ein Trichter übereinanderliegen. Danach erkläre ich, dass zum Beispiel die meisten Männer beim Sex den Beckenboden zusammenpressen, wenn sie ihre Erektion halten wollen. Das ist aber das völlig falsche Verhalten, denn sie brauchen vielmehr eine Blutfülle, denn nur dadurch können sich die Schwellkörper aufbauen. Diese Blutfülle lässt sich aber kaum mit einem sehr angespanntem Beckenboden herstellen. Das Zusammenpressen des Beckenboden ist dann eher mit einem eingeknickten Gartenschlauch zu vergleichen: Es fließt kaum Blut hindurch. Die Funktion ist eingeschränkt, letztlich kommt nichts mehr an. Das erklärt sowohl Männern als auch Frauen, warum sein bestes Stück manchmal nicht mithalten kann. Eine große Erleichterung macht sich bei allen breit.
Dann kann ich mit den Übungen weitermachen.

Ich habe im Folgenden einige leichte Übungen aufgeführt, bei denen sich der Beckenboden spüren lässt. Durch regelmäßiges Üben eröffnet sich die Möglichkeit, später beim Sex den Beckenboden *bewusst* einzusetzen und gleich für mehr Genuss zu sorgen.

BECKEN IN BEWEGUNG

Fahrstuhl im Stehen: Nehmen Sie einen hüftbreiten Stand ein, der Oberkörper ist gerade. Stellen Sie sich den Beckenboden als Lift vor, der langsam in höhere Stockwerke fährt. Nun die Beckenbodenmuskulatur sanft anspannen und den „Lift" nach oben ziehen. Die Spannung für einen Moment halten und dann Stock für Stock, quasi wie vom fünften in den ersten Stock, wieder nach unten sinken lassen. Die Gesäß- und Bauchmuskeln bleiben dabei locker.

Beckenschaukel im Liegen: Legen Sie sich auf den Rücken und winkeln die Knie an, die Füße stehen auf dem Boden oder einer Unterlage. Platzieren Sie eine Hand unter den unteren Rücken, die andere Hand neben dem Körper. Atmen Sie dabei aus. Machen Sie dann ein Hohlkreuz, sodass sich der Rücken von der Hand abhebt, und atmen Sie dabei ein. Kippen Sie nun das Becken vor und wieder zurück. Schaukeln Sie langsam hin und her, und atmen Sie dabei gleichmäßig ein und aus.

Beckenschaukel im Vierfüßlerstand: Eine andere Übung ist der Katzenbuckel, hierbei gehen Sie in den Vierfüßlerstand. Knien Sie sich hin und stützen Sie sich auf den Händen ab, die Arme hüftbreit voneinander entfernt. Der Rücken bleibt dabei gerade. Tief einatmen und beim Ausatmen einen „Katzenbuckel" machen: Den Rücken rundlich nach oben ziehen und gleichzeitig den Kopf zwischen die Arme senken. Wieder einatmen und gleichzeitig den Rücken begradigen. Dabei die Beckenbodenspannung halten.

Beckenschaukel im Sitzen: Setzen Sie sich auf einen Hocker und kippen Sie das Becken nach vorne und nach hinten. Schaukeln Sie fast unmerklich hin und her, gehen Sie dabei abwechselnd leicht ins Hohlkreuz und in den Katzenbuckel. Frauen können sich dabei vorstellen, dass ihre Vagina etwas aufnimmt, wenn das Becken nach vorne gekippt ist und etwas nach hinten zieht, wenn Sie das Becken nach hinten kippen.

Ein Beckenbodentraining umfasst sowohl Spannungs- als auch Entspannungsübungen. Diese Übungen können im Sitzen, Stehen oder Liegen ausgeübt werden, auch unterwegs, unbemerkt im Sitzen beim Autofahren oder im Büro auf dem Stuhl, beim Warten auf den Bus oder in der Schlange an der Supermarktkasse.

Um den Atem besser zu spüren und kennenzulernen, hilft es, dem Ausatmen einen Ton zu geben. Dafür braucht es in den meisten Fällen zunächst eine „Entschämungsübung“, beispielsweise indem in der Übung „Woaaah“ bei der Ausatmung getönt wird. Gelingt das, können die Klientinnen und Klienten mit anderen Lauten fortfahren, zum Beispiel mit einem tiefen Stöhnen, was vielen schwerfällt. Ich erkläre dann: „Es gibt einen Grund für diese Laute, denn wenn Sie ‚Woaaah‘ oder etwas anderes herauslassen, entspannt sich ihr Beckenboden ganz von allein, und sie lassen automatisch nach dem Ton los.“

Viele Menschen schaffen es jedoch kaum, einen derartigen Ton herauszubringen, weil sie häufig gelernt haben, sich nicht als sexuelles Wesen zu zeigen, geschweige denn zu spüren und zu fühlen. Immer wieder muss ich daran denken, wenn mir Menschen von ihrer Kindheit und Jugend erzählen, von einem Elternhaus, wo Sexualität als etwas Furchtbares oder eher als tabubetonte Pflicht galt. Sie mögen und kennen es einfach nicht, sich lustvoll zu zeigen. Viele haben wenig gute sexuelle Erfahrungen und keine sexuelle Selbstsicherheit. Es hilft tatsächlich dabei, wenn ich bei der Übung „mitstöhne“. Schnell wird dann aus Befangenheit eine große Spiel- und Spürfreude. So leicht kann‘s gehen!

4 Wenn das Herz und die Seele mitsprechen

Zu der eben besprochenen physiologischen Ebene gesellt sich früh im Leben eine emotionale, bei der es vielmehr darum geht, wie ein Mensch empfindet, als um biologische Tatsachen. Ich hatte ja angedeutet, dass Menschen in ihrem Tun, auch in ihrem sexuellen Tun, sehr davon beeinflusst sind, ob sie Sexualität positiv bewerten oder sich eher schämen. Dazu gehört, um hier nur einige schon zu benennen, ob jemand Lust hat und wenn ja, worauf. Welche Fantasien spielen sich im Kopf ab? Wie steht es um das Begehren? All das färbt sich auch auf die sexuelle Selbstsicherheit ab.

Apropos Begehren: Was heißt eigentlich „sexuelles Begehren“? Viele denken dabei an ein wildes „Übereinander-Herfallen“, das wäre aber eher das Endresultat. Das Begehren beginnt um einiges früher. In der Sexologie definieren wir Begehren wie folgt: die angenehme Vorwegnahme der sexuellen Begegnung mit einem anderen Menschen. Wir begehren, was wir mit Schönem verbinden. Sonst könnte man sich auch eine Tiersendung im Fernsehen anschauen, anstatt sich auf ein Date zu freuen. Etwas zu begehren, also etwas haben zu wollen, kann mich zu einer sexuellen Handlung motivieren, Sex zu initiieren oder in der Zukunft mitzumachen.

Eine langjährige Klientin von mir, die heute im Ausland lebt, erzählte mir am Telefon, sie hätte gerade ihr drittes Kind zur

Welt gebracht, ihre Tochter sei noch nicht einmal acht Wochen alt, aber sie sei schon wieder berufstätig. Sie meinte, sie hätte ein großes Problem: Ihr Mann würde mindestens jeden zweiten Tag Sex haben wollen, dabei hätte sie beim Geschlechtsverkehr Schmerzen.

Ich sagte: „Sie haben gerade ein Kind geboren, nimmt Ihr Mann denn darauf keine Rücksicht?"

„Doch, schon, aber er braucht das, sagt er, sonst fühlt er sich nicht wohl."

Offenbar wollte ihr Mann Sex, um sich mit seiner Frau verbunden zu fühlen, von ihr gesehen zu werden und damit sein Selbstwertgefühl aufzupolieren, so jedenfalls die These der Ehefrau.

Die Wünsche des Ehemanns berücksichtigte ich nicht, es ging mir allein um meine verzweifelt klingende Klientin. Ich bat sie, auf die sexuelle Penetration zu verzichten, bis sie bei ihrer Gynäkologin die Schmerzen abgeklärt hätte.

Bei diesem Paar bedeutete sexuelles Begehren und Geschlechtsverkehr (sexuelle Bedürfnisse) möglicherweise, die Verlustängste des Mannes abzudecken, also seine jeweiligen emotionalen Bedürfnisse. Wobei ein gutes Körpergefühl (in diesem Fall des Mannes) noch hinzukam – er wollte den Orgasmus, danach konnte er sich „so herrlich entspannen", sagte er ihr.

Wenn Sex all das abdecken sollte, ist es verständlich, warum die Frau, die ohnehin wenig Lust und obendrein noch Schmerzen hatte, es so gut wie aufgegeben hatte, in sexuelle Stimmung zu kommen. Der Sex war ihr zu anstrengend geworden und tat auch noch weh. Gute Gründe für weniger Lust. Sie spürte kein Begehren mehr.

Ein ähnliches Problem mit der Begierde hatte ein Bankangestellter, Ende vierzig, der zu mir kam, weil er nicht die geringste Lust auf Sex hatte. Seine Frau hatte gemeint, so könne es nicht weitergehen, er müsse etwas dagegen tun, weil sie sonst die Koffer packen würde. Jede Aufgabe, die ich ihm mit auf den Weg gab und die er zu Hause ausprobieren sollte, ignorierte er. Er schien an seiner Erotik einfach nichts ändern zu wollen. Das hatte auch seinen Grund. Nach und nach haben wir herausgearbeitet, dass dieser Mann seinen Körper nie als Lustobjekt empfunden hatte.

Sicher, er hatte mit seiner Frau einige Male geschlafen – sie hatten immerhin zwei Kinder, aber lieber kuschelte er, was auch damit zu tun hatte, dass er meist zu früh kam. Den Kampf dagegen wollte er nicht antreten. Außerdem empfand er die Penetration als etwas Gewaltiges. Er schämte sich. Entsprechend hatte er eine Charlie-Brown-Haltung eingenommen, von einem aufrechten Gang konnte keine Rede sein. Ganz offensichtlich fühlte er sich in seiner Männlichkeit nicht wohl, sicher auch, weil seine Frau über seine Lustlosigkeit meckerte.

Immer schob er seine Frau vor: „Ja, aber meine Frau will, dass ich ...“ Irgendwann antwortete ich: „Moment mal! Jetzt haben wir beide verstanden, was Ihre Frau will, aber Sie sind bei mir, damit Sie sich anders aufstellen. Sie wollen etwas ändern. Sollte das nicht der Auftrag sein, reden wir aneinander vorbei. Ich habe verstanden, dass Sie mehr Lust haben wollen. Meiner Meinung nach ist dabei entscheidend, dass Sie etwas an Ihrer Männlichkeit ändern.“

Seine Schultern hingen noch schlaffer herunter. Er hatte einen langen Weg vor sich.

Die Hausaufgabe für die nächste Stunde war also herauszufinden, was für ihn männlich ist.

„Finden Sie einen Schauspieler cool?“

„Weiß nicht. Mir fällt da keiner ein.“

„Gut, dann setzen Sie sich in ein Café und achten auf die Männer, die dort sitzen oder hereinkommen und die Sie als männlich und cool einschätzen."

„Ich sitze nie in einem Café", antwortete er.

„Egal, dann beobachten Sie die Männer, die Sie beim Einkaufen sehen oder die Ihnen auf der Straße entgegenkommen. Wie gehen diese Männer? Wie stehen sie an der Kasse oder an einer Fußgängerampel?" Der Klient sollte auf diese Weise auch in Bezug auf die Emotionalität ein Männlichkeitsbild entwickeln, das er als lässig und souverän annehmen und am Ende auch für sich selbst umsetzen konnte. Bislang war er nur damit beschäftigt gewesen, was er für seine Frau tun konnte, damit sie zufrieden war und ihn nicht verließ. Er musste anfangen, sein eigenes sexuelles Selbstbild in sich zu installieren.

Was auch immer ihn überzeugt hatte, er begann tatsächlich, sich ein Männerbild zurechtzuzimmern. Erst einmal hatte das mit seiner Körperhaltung zu tun und auch damit, wie er sein Genital empfand und berührte. Als Nächstes bekam er deshalb die Aufgabe von mir, „aktiv bewusst zu duschen", was bedeutete, dass er auch sein Genital bewusst waschen sollte. Aber nicht mit einem heftigen Strahl aus dem Duschkopf, sondern sanft, mit geschlossenen Augen, um seinen Penis dabei besser und intensiver zu spüren. Er ließ sich darauf ein und wunderte sich zunächst darüber, wie gern er seinem Penis Aufmerksamkeit schenkte und dabei so viel mehr spürte, als er es für möglich gehalten hatte. Und was er außerdem noch tun sollte: Jeden Morgen und jeden Abend vor dem Einschlafen mit der ganzen Hand seinen Penis und die Hoden umfassen, während er ruhig und tief atmete. Dabei sollte er schlicht und ergreifend nachspüren, wie er sich dabei fühlte, und es vielleicht sogar genießen. Eine Idee gab ich ihm noch mit: Versuchen Sie gedanklich, in Ihre Beckenregion regelrecht hineinzuatmen.

„Ist das nicht ein bisschen esoterisch", hakte der Bankangestellte nach, „also dieses Hineinatmen?"

„Keineswegs!", erwiderte ich.

„Aber warum soll ich das machen?"

„Aus einem ganz einfachen Grund: Ich möchte, dass Sie Ihre Perspektive ändern. Ihr ganzer Genitalbereich soll Ihnen dadurch bewusster werden. Der Penis liegt zu etwa einem Drittel im Becken, von Beckenbodenmuskeln umgeben, die wie eine Art Schaltzentrale für diesen Bereich agieren. Der Atem belebt und unterstützt diese Schaltzentrale."

Das leuchtete ihm ein. Ebenso verankerte er die Aufgabe mit seiner langsam wachsenden Vorstellung von einer Männlichkeit, die ihm gefiel.

Als er mit der Zeit ein Verlangen nach Sex mit seiner Frau verspürte, fragte ich ihn direkt: „Was erregt Sie? Was finden Sie anziehend? Auf welche Reize reagieren Sie bei Ihrer Frau sexuell besonders?"

Warum diese Fragen wichtig sind, möchte ich Ihnen an einem Beispiel zeigen. Bevor ich jedoch damit loslege, möchte ich kurz erwähnen, dass der Bankangestellte bald seinen letzten Termin bei mir hatte, denn er bekam immer mehr Lust auf seine Frau. Wir hatten zusammen seine Probleme gelöst. Nicht zuletzt, weil er irgendwann wirklich gern mitmachte und alle Hausaufgaben mit Bravour löste.

Nun zu meinem Beispiel mit der Anziehung!

Vor einigen Jahren suchte mich ein Mann auf, er war ungefähr Mitte vierzig. Er wirkte ein bisschen verloren und hilflos, weil es ihm nicht gelang, eine neue Freundin zu finden, nachdem er schon seit geraumer Zeit von seiner früheren Freundin getrennt war. Er war ein gut aussehender Typ, sehr zuvorkommend und angenehm in seiner ganzen Art, und ich überlegte: Wie kann das sein, dass er solche Schwierigkeiten mit dem anderen Geschlecht hat? Was war bei ihm los? Das sollte ich bald erfahren, denn seine Ansprüche an eine neue Partnerin waren sehr konkret. Sie sollte nicht älter als dreißig und asiatischer Herkunft sein, also klein und zierlich. Na, dachte ich, das ist aber eine sehr enge Beschreibung, da bleibt nichts dem Zufall überlassen. Umso schwieriger, jemanden zu finden, der da reinpasst. Aber das war nun einmal sein persönlicher Geschmack – sein sogenannter Anziehungscode, wie wir es nennen, also das gewisse Extra, worauf jemand sexuell reagiert. Manchmal können das körperliche Merkmale sein, wie es bei meinem Klienten der Fall war, manchmal besondere Eigenschaften oder auch Handlungen und Gesten.

Interessant kann es nun sein herauszufinden, woher diese Prägung stammt, oft hat sie sich auch einfach ergeben. Viele Menschen geraten bei der Suche, also beim Daten, wiederholt an „die gleichen Typen". Dahinter steckt häufig ein sexueller Anziehungscode, der dafür sorgt, dass immer gleiche Muster ablaufen können. An dieser Stelle möchte ich mein Beispiel mit dem netten Klienten auf der Suche nach einer asiatischen Frau beenden. Ich wollte Ihnen zeigen, wie „eine besondere Anziehung" jemanden ausbremsen kann. Das kann sogar noch weiter und tiefer gehen.

Von einigen starken Erregungsmustern aus ist es nämlich nicht weit zu Fetischen, bei denen der Anziehungscode in der Regel fixiert ist, sodass es um eine sogenannte Ausschließlichkeit in der sexuellen Präferenz geht. Manche, die einen Fetisch entwickelt haben, können genau sagen, wann die „besondere" Erregung bei ihnen begonnen hatte. Als junger Mann etwa – ich konstruiere hier ein Beispiel –, wenn die Auszubildende im Friseursalon ihm wunderbar den Kopf massiert, während er mit einem Kittel um den Oberkörper auf dem Friseurstuhl liegt. Der junge Mann findet alles wunderbar, den Kittel, der so herrlich schwarz ist, die anziehende Auszubildende, die ebenfalls schwarze Sachen trägt, und in diesem Moment bekommt er eine Erektion (in dem Alter geht das ja rasch). Bis er Massage und Schnitt bezahlen muss und den Salon verlässt, ist die Erektion vorbei. Alles ist wieder im Lot. Als er in der gleichen Woche auf eine Party geht, trifft er auf eine schick aussehende Frau, ganz in Schwarz gekleidet. Das heißt, er hat wieder die Farbe Schwarz vor Augen, wie bei der Auszubildenden im Friseursalon, auf die er reagierte. Zu Hause legt er sich später auf eine schwarze Wolldecke, zum Masturbieren. Dadurch wird seine Erregung gestärkt, sein Orgasmus einfacher. Mit der Farbe Schwarz hat er irgendwann einen kleinen Fetisch entwickelt. Für sich genommen ist das kein Problem: „Wenn er Schwarz sieht", ist eine Erektion garantiert. Das ist im Gehirn bei ihm irgendwann verankert. Was daran das Problem sein könnte? Ich spinne mein Beispiel einmal weiter: Nun verliebte sich damals der junge Mann in Anna-Lena aus seiner Oberstufe. Er fand sie attraktiv, besonders ihre schwarzen Stiefel machten ihn sofort an. Und mehr noch. Er hatte Sex mit ihr, es hat wunderbar funktioniert, weil sie verliebt waren. Doch was würde passieren, wenn Anna-Lena und der junge Mann länger zusammen wären und nicht mehr so verliebt ineinander? Ihm fällt vielleicht irgendwann auf, dass seine Erektion nicht mehr so richtig stabil ist, irgendwie fehlen ihm die schwarzen Accessoires. Er bittet sie dann wohl, wieder schwarze Stiefel anziehen, vielleicht auch schwarze Lack- und Lederkleidung – keine Ahnung, wohin es bei ihm noch gehen würde. Ab diesem Punkt ist er bereits abhängig von seinem Fetisch, weil er nur in dieser Ausschließlichkeit einen Orgasmus haben kann. Anders gesagt: Er kann nur noch Sex haben, wenn Anna-Lena ganz in Schwarz unterwegs ist. Aber seine Freundin hat womöglich keine Lust, fortwährend Schwarz zu tragen, wenn sie mit ihrem Freund Sex haben will. Sie hat das Gefühl, dass es bei ihm gar nicht um sie persönlich geht, und hat selbst ganz andere Anziehungscodes. Sie braucht nicht das Drumherum einer bestimmten Szene, keine speziellen Rituale, sie ist von keiner Ausschließlichkeit abhängig. Sie, als junges Mädchen, ist schnell überfordert ...

Dieser einst junge Mann würde vielleicht später als Klient bei mir auf der Couch sitzen, Mittvierziger, darüber unglücklich, dass seine Beziehungen immer wieder an seinem Fetisch zerbrechen. An dieser Stelle kann ich es nicht lassen, Ihnen noch ein spannendes Beispiel zu erzählen, von jemandem mit einer ganz anderen besonderen Vorliebe.

Einer meiner Klienten wohnte in Mecklenburg-Vorpommern und fuhr alle paar Wochen nach Hamburg zu mir in die Praxis, aber in Frauenkleidung. Ich musste ihn dann auch mit Frau Rita ansprechen, und er war jedes Mal super zurechtgemacht, mit langen Haaren (natürlich eine Perücke), mit Rock, hübschem Pulli und passendem Schmuck. In diesen Stunden spaltete er sich von seiner Männlichkeit vollkommen ab, wie er sagte. Er konnte schon seit einer Weile keinen Penetrationssex mehr haben, außer mit den Fantasien im Kopf, er sei so „feminin und schön“, wie er es mir beschrieb. Mittlerweile reichte ihm nicht mehr, als Frau verkleidet über die Straße zu laufen und zu registrieren, wie das auf ihn wirkte, sich daran zu erfreuen und darüber eine Erregung zu bekommen. In diesem Fall entsprachen die Reaktionen anderer nicht mehr seinen Erwartungen, seine eigenen Fantasien waren ihm zu wenig. Über die Zeit hatten sich seine Bedürfnisse gesteigert. Seine heftigen Emotionen, wenn er als Frau gekleidet war, sehnten sich schließlich nach einer Befriedigung auf genitaler Ebene. Sein dringender Wunsch: Er wollte als Mann penetrieren, aber in der äußeren Erscheinung als Frau – das machte ihn an.

Noch heute kommt er zu mir in die Praxis – als Frau; seine Termine vereinbart er schriftlich mit mir – als Mann. Er hat übrigens schon öfter abgesagt, weil er meinte, er hätte keine Zeit gehabt, sich zurechtzumachen.

Ich möchte betonen, dass es sich in diesem Fall ausschließlich um einen Fetisch handelte. Der Klient dachte keineswegs daran, eine Frau *sein zu wollen*, weder verabscheute noch lehnte er seine Männlichkeit ab, geschweige denn war er schwul. Ja, manchmal muss man genauer hinschauen.

Warum sitzt so jemand dann bei mir in der Praxis, wenn er die Zeit findet? Bei meinem Klienten war es wie folgt: Es quälte ihn, dass er keine „normale“ Sexualität mehr genießen konnte, sein Doppelleben strengte ihn extrem an. Tagsüber arbeitete er in einem großen Unternehmen und musste Anzüge tragen. Menschen wie er können mit ihrem „speziellen“ Verhalten auf Dauer unglücklich werden, vor allem, wenn sie das Gefühl behalten wollen, der Mann zu sein, der auch noch da ist. Ebendies gelang meinem Klienten immer weniger, weil seine Fantasie inzwischen ausschließlich geworden war. Er konnte den Geschlechtsverkehr nicht haben, den er gern haben wollte – nämlich verkleidet.

Die Frage ist also, was könnte diesem Menschen helfen, dessen Erregung nur über Emotionen, Fantasien und Träume funktioniert? Ich versuche in solchen Fällen unter anderem herauszufinden, ob überhaupt noch eine genitale Stimulation vorkommt oder nicht. Das kann sehr aufschlussreich sein. Oft ist das nicht der Fall, und somit kann der Klient daran arbeiten, eine solche anzulegen. Dadurch wird meist die Fixierung auf den Fetisch weniger, das Spektrum der Erregungsmöglichkeiten allerdings breiter.

Jede und jeder kann sich jetzt fragen: Was habe ich für sexuelle Vorstellungen? Was habe ich für Annahmen? Alle Sinne können dabei beteiligt sein. Woher nehme ich meine stimulierenden Bilder? Was sind meine Bedürfnisse, Wünsche, Ängste? All das gehört mit zu den Fantasien, die eine wichtige Rolle bei Ihrem sexuellen Empfinden einnehmen.

Braucht eine Person immer sexuelle Fantasien, um erregt zu werden? Nicht zwangsläufig, aber viele Menschen haben sie. Ich versuche so gut wie immer herauszufinden, wie diese Vorstellungen sind, auch wenn kein Fetisch da ist. Ich möchte allerdings niemandem die eigenen sexuellen Fantasien nehmen, aber manche Klienten und Klientinnen machen sich über ihre Fantasien Sorgen, haben ein schlechtes Gewissen, schämen sich.

Erzählt mir etwa eine Frau, dass sie jedes Mal, wenn sie mit ihrem Mann Sex hat, an ihren jungen Nachbarn denken muss, sie verunsichert darüber sei und sich nicht ganz wohl dabei fühlen würde, antworte ich: „Lassen Sie sich davon nicht verunsichern, die Fantasien müssen ja nicht ausgelebt werden. Denken Sie, was Sie mögen, solange der Sex schön ist."

Wer der Meinung ist, dass bestimmte Vorstellungen nicht in Ordnung sind, ist gleich wieder im Kopf unterwegs und nicht im Körper. Sofort ist die Anspannung da, und dann geht nichts mehr, weil Flucht- und Angriffsmodus anspringen. Für warme Gefühle und Bewegung bleibt dann kaum oder gar kein Platz. Es wird schwieriger, die Paarsexualität zu genießen. Die Scham und das schlechte Gewissen können böse Spielverderber sein. Genau damit wollen wir uns jetzt beschäftigen.

5 Im Kopf unterwegs

Die *kognitiven Komponenten* spiegeln die individuelle Lebensgeschichte und das gesellschaftliche Umfeld wider, in dem eine Person aufgewachsen ist und in dem sie lebt. Diese Komponenten haben einen fördernden oder hemmenden Einfluss, besonders sichtbar ist das an den Schuld- und Schamgefühlen, die mit Sexualität verbunden werden. Sehr oft habe ich bei einem Klienten oder bei einer Klientin gedacht: Lassen Sie es doch endlich los! Ob es der Vater war, der anzügliche und abwertende Bemerkungen gemacht hat, die nach vierzig Jahren immer noch ihre volle Wirkung entfalten. Oder die Mutter, die mit eindeutiger Mimik zum Ausdruck brachte, was sie davon hielt, dass die hübsche Tochter mit einem jungen Mann nach Hause gekommen ist. So entstehen Vorstellungen und Glaubensätze, die einem später das Leben schwer machen können. Tatsächlich ist es nicht einfach, diese loszuwerden. Kognitionen und Glaubensätze, die sich aus Erfahrungen in der Kindheit oder Jugend gerade durch nahestehende Personen wie Eltern oder andere Bezugspersonen entwickelten, sind manchmal ausgesprochen stark verankert.

Wenn etwas tief im Unterbewusstsein abgespeichert ist, haben wir meist nie bewusst darüber nachgedacht. Es ist ohnehin schwer, an diese Inhalte heranzukommen, was tatsächlich ein wichtiger Grund dafür ist, weshalb wir bei Sexocorporel versuchen, über die Körperlichkeit Veränderungen an den Kognitionen herzustellen – ein Erfolg versprechendes Vorgehen.

Um zu verstehen, wie wichtig Kognitionen in der Sexualität sind, können Sie sich einen Theater- oder Kinobesuch vorstellen. Zum zweiten Mal gehen Sie mit einer Person aus, die Sie gerade kennengelernt haben und sympathisch finden. Sie sitzen nebeneinander und berühren sich zufällig. Sie finden das aufregend, haben ein schönes Gefühl, weil Sie die Person neben sich ziemlich gut finden. Aber dann fühlen Sie sich auf einmal schlecht, weil Ihnen der Gedanke durch den Kopf schießt: O nein, das gehört sich nicht, das geht doch viel zu schnell! Sie verbieten sich das wunderschöne Gefühl, verordnen sich Contenance.

Ein gutes Beispiel dafür, wie eine Überzeugung von früher ihre Wirkung zeigt. Sie handeln nicht, wie Sie wollen, sondern wie Sie sollen.

Nun zu einer zweiten Situation, fast vergleichbar mit der ersten, nur sitzen Sie dieses Mal neben dem Nachbarn aus dem ersten Stock, rein zufällig, und diesen Menschen fanden Sie schon immer eher nervig und nicht gerade angenehm. Kommt es in diesem Fall zu einer willkürlichen Berührung, wobei mechanisch-physikalisch alles identisch wie zuvor abläuft, werden Sie mit Sicherheit ein ganz anderes Empfinden haben – zu Recht. Diesmal ist Ihr Gedanke „Diesen Nachbarn mochte ich noch nie!" genau richtig. Manchmal weiß man nicht, warum irgendeine Stimme im Kopf etwas als unangenehm oder falsch entlarvt. Daher ist es so wichtig, mehr über sich selbst zu erfahren, über die eigenen Denkweisen, Vorstellungen und Werturteile – eben die Kognitionen. Warum handele ich, wie ich handele? Ist mein Weltbild in Ordnung oder falsch?

Dazu gehören heute auch mediale Botschaften, wie etwas zu sein oder auszusehen hat. Diese mischen bei der Sexualität ordentlich mit. Wie oft muss man Sex haben? Was ist normal? Welcher Sex ist in Ordnung? Wie häufig darf ich masturbieren?

Wann bin ich pervers? In diesem Zusammenhang ist es wichtig, was ein Mensch darüber gelernt hat. Welches Wissen hat jemand? Welches Unwissen begrenzt? All dies befindet sich in dem Bereich der Kognitionen.

In diesem Wirrwarr von Eindrücken und Beeinflussungen kann es dauern, bis wir zu der eigenen, wahren Überzeugung gelangen, sodass Wertvorstellungen anderer nicht mehr so deutlich das eigene Handeln beeinflussen. Manche schaffen es nie.

So kurz ich diese Komponenten hier beschrieben habe, so intensiv – oder von so großer Bedeutung – sind sie im Leben der meisten Menschen. Wie häufig habe ich gehört: „Bei uns zu Hause hat sich niemand umarmt ... Es gab keine Körperlichkeit!“ Oder: „Ich bin sehr streng erzogen worden! Ich habe mich nie mit Sexualität beschäftigt ...“ Auch: „Schon der Gedanke fühlt sich unangenehm an. Es sollte ja einfach so klappen ...“

Ja, sehr häufig blockieren die eigenen Gedanken und Überzeugungen unsere Sexualität, sodass es schwer wird, Lust zu entwickeln. Da übernehmen Schul- und Schamgefühle, eigentliche Bedürfnisse werden nicht mehr gespürt, geschweige denn gelebt. Es sei denn, man holt sich Hilfe von außen.

6 Sex in Beziehungen

Wenn es darum geht, ob ich die Fähigkeit habe, mich zu binden und Intimität zu genießen, zu verführen und über das Sexuelle zu kommunizieren, bewege ich mich, zumindest im Modell des Sexocorporels, nach dem ich hauptsächlich arbeite, im Bereich der *Beziehungskomponenten*. Bei den eben genannten Themen ist in einer Therapie für mich entscheidend, die Kommunikation eines Paares zu verstehen.

Die meisten kommen freiwillig zu mir, doch kann es durchaus einmal sein, dass eine Person in der Praxis auftaucht, weil der Partner oder die Partnerin sie geschickt hat – wie im Fall des Bankangestellten. Wenn Männer ihre Frauen schicken, können sie in ihren Forderungen sehr rigoros sein, das habe ich schon mehrmals erlebt. Sie begleiten ihre Partnerin bis zur Praxistür und sagen: „Hier ist meine Frau, sie hat keine Lust mehr, und nun sehen Sie mal zu, wie Sie das wieder hinkriegen." Manchmal versuchen sie auch, vorab per Mail ihre Situation zu erklären, und wollen direkt eine Einzelstunde für die Gemahlin vereinbaren. In diesen Fällen verdeutliche ich dann gleich, dass dann wahrscheinlich nur die Hälfte des Problems bei mir auf dem Sofa sitzen würde, wenn die Frau allein kommen sollte.

Ja, das Leben ist kein Wunschkonzert – und ich bin keine Reparaturanstalt, wo man etwas, das nicht mehr funktioniert, abgeben und heil wiederbekommen kann. Wenn ich mitbekomme, dass etwas in eine unangenehme und respektlose Richtung geht, kann ich mir nicht vorstellen, dass diese Paare sexuell (oder auch so) miteinander kommunizieren – ganz zu schweigen von der Art, wie sie Sex miteinander haben. Da würde auch ich mit Sicherheit die Sex-Rente einreichen.

Hat sich gezeigt, dass eine Person über ein entsprechendes Liebesgefühl verfügt und in der Lage ist, einen anderen Menschen zu verführen, damit also auch mit einer gewissen erotischen Kompetenz ausgestattet ist, heißt das jedoch noch lange nicht, dass sie über ihre Probleme sprechen könnte. Weiß man, ob die andere Person diese oder jene Stellung als unangenehm oder gar großartig empfindet? Hat die andere Person auch Sonderwünsche, von denen man noch nie gehört hat? Selbst nach dreißig Ehejahren kann so etwas noch im Verborgenen liegen, das ist alles schon vorgekommen. Paare sind oft nicht imstande, für ihre erotischen Wünsche eine Sprache zu finden. Keiner von beiden kann über sich in sexueller Hinsicht aufklären, das heißt, was sie am Partner oder an der Partnerin lieben, welche Sehnsüchte mit dem Liebesgefühl verbunden werden, welche Bedürfnisse. Womöglich fällt es sogar von Jahr zu Jahr des Zusammenseins schwerer.

Eine wichtige Frage: Wie sieht meine Verführung eigentlich genau aus? Verführung ist auch Kommunikation. Ich zeige, dass ich etwas möchte, ich zeige mich als sexuelles Wesen. Bei Verführung geht es grundsätzlich auch darum, dass ich jemanden dazu bringe, *gern* mitzumachen, bei dem, was ich möchte. Das bedeutet natürlich, *auch* die Wünsche des Gegenübers sollten mit einbezogen werden. Die Verführung sollte sich also *speziell* auf eine andere Person beziehen und somit nicht nur eigene Bedürfnisse berücksichtigen. Wenn ein Mann bei seiner Frau jeden Freitagabend anklopft, weil er Sex mit ihr haben möchte, ist das keine Verführung, sondern grenzt an Pflichterfüllung für sie.

Sie können sich dazu fragen: Bin ich bereit, die andere Person zu beobachten, besser kennenzulernen und herauszufinden, was sie mögen und wollen würde? Wozu hätte sie Lust? Auch das gehört zu den Verführungsstrategien, zur Kunst der Verführung, um eine andere Person für sich zu gewinnen. Charme wäre nicht ganz unwichtig dabei. Oder eine gewisse Sprachbegabung, ebenso ein Zuhören-Können, um die Vorlieben des Gegenübers wahrzunehmen, zum Beispiel, wie sich jemand Zärtlichkeiten wünscht.

Hat jemand Lust auf Geschlechtsverkehr? Wie möchte eine Person berührt werden? Möchte sie küssen? Kann ich das Interesse dafür wecken? Kann ich eine angemessene Strategie entwickeln, um meinem Ziel näher zu kommen? Welche Gesten setze ich ein, welche Blicke, welche Mimik? Tue ich etwas, wenn mein Gegenüber mich sexuell fast abgeschrieben hat, weil ich mich schon lange egoistisch verhalten habe? Wie zeige ich dem Partner oder der Partnerin, dass ich ihn oder sie begehrenswert finde? Wie kann und darf ich mich der anderen Person gegenüber zeigen, mal eher weiblich und sanft, mal mehr männlich und fordernd? (Ja, alle Geschlechter haben Anteile beider Energien: weiblich und männlich.) Was drücke ich mit meinem Körper aus? Wie möchte ich meinen Körper einsetzen? So, wie ich mich selbst spüre? Inwieweit lasse ich mich verführen – mit Blick auf den anderen. Wenn ich wirklich erwarte, dass mein Gegenüber in einer Woche wieder so schlank ist wie früher, ist das unrealistisch. Dann werde ich unglücklich. Aber man kann es schaffen, ihm oder ihr zu sagen, dass man früher auf den Sixpack oder auf die Kurven gestanden hätte, jetzt jedoch auch mehr Pfunde irgendwie schön fände. Da könne man kuscheln, da fühle man sich wohl, das fühle sich ebenfalls sexy an. Darum geht es doch, oder?

Bei den Verführungsstrategien kann auch mit der Distanz gespielt werden. Dazu können Sie eine Übung mit Ihrem Partner oder Ihrer Partnerin ausprobieren. Stellen Sie sich in einer Entfernung von drei Metern voreinander. Anschließend gehen Sie in Zwanzig-Zentimeter-Schritten aufeinander zu. Anfangs schauen Sie sich dabei in die Augen, bei Meter zwei blicken Sie nur aufs Geschlecht, und beim letzten Meter wandern Ihre Augen zu denen des Gegenübers und zum Geschlecht, abwechselnd von oben nach unten und umgekehrt.

Versuchen Sie auch, ganz allgemein ausgedrückt, sich im Alltag etwas Neues einfallen zu lassen, denn damit erwachen kurz und knapp gesagt eingeschlafene und gelangweilte Gehirne. Setzen Sie sich beispielsweise anders hin als üblich, schweigen Sie einmal, wenn die andere Person erwartet hat, dass Sie reden würden. Jede nicht alltägliche, jede neue Verhaltensweise führt zu einer neuen Spannung in der Beziehung. Sie ziehen damit Aufmerksamkeit auf sich, darauf können Sie aufbauen. Gleichzeitig lässt sich festzustellen, ob der Partner oder die Partnerin das überhaupt bemerkt oder ob die Aufmerksamkeit der anderen Person nicht schon längst endgültig abhandengekommen ist.

Ist es nicht schon zu spät, kann es sein, dass nach und nach neue positive Energien erwachen und Gespräche entstehen, wenn Sie dranbleiben, es müssen nur beide wollen. Verführung und ehrliche Kommunikation, manchmal sogar Humor, sind immer besser, als sich vorwurfsvoll anzuschauen und zu sagen: „Du willst einfach keinen Sex, du hast keine Lust, du kannst es ruhig zugeben.“ So degradiert man das Gegenüber zum sexuellen Neutrum. Ebenso: „Du solltest mehr auf deine Figur achten. Langsam gerätst du aus den Fugen.“

In den Bereich, den wir gerade besprechen, gehört auch die sogenannte erotische Kompetenz. Doch wie sieht es aus, wenn man erotisch kompetent sein will? Was ist darunter zu verstehen? Vieles! Wer zum Beispiel meint, über genug Berührungsfähigkeiten zu verfügen, könnte sich überlegen, ob es weitere Arten von Berührungen gibt als die, die man meist nutzt. Vielleicht probieren Sie es einmal aus, nur mit einem Finger über die Haut des anderen zu streicheln? Vielleicht einmal den Partner oder die Partnerin ungewohnt sanft zu berühren? Vielleicht einmal den Körper, den Nacken, den ganzen Rücken nur mit der Hand oder mit dem Mund erforschen? Sie würden dabei an Ihrer erotischen Kompetenz arbeiten. Etwas, dass sich lohnt, immer wieder zu tun. Noch ein Beispiel: Andere mögen keinen Blowjob oder Cunnilingus ausführen, weil sie sich dabei unbeholfen vorkommen. Da kann es helfen, im Internet Techniken zu recherchieren und anschließend vom Partner oder der Partnerin auch beschreiben zu lassen, was für sie oder ihn gut funktioniert. So kann es nur besser werden, Sie gewinnen an erotischer Kompetenz. Klar spiegelt sich diese auch im sexuellen Selbstbewusstsein wider. Wenn man weiß, dass man den Partner oder die Partnerin in den siebten Himmel schicken kann, schaut man in sexueller Hinsicht und auch so ganz anders aus der Wäsche.

All diese erotischen Fähigkeiten sind abhängig davon, ob die andere Person mitmacht, sich bei neuen sexuellen Praktiken wohlfühlt. Diese Lernschritte für die Paarsexualität können immer nur gemeinsam erfolgen, und wenn es gemeinsame Kenntnisse gibt. Haben jedoch beide keine Idee von ihrer Sexualität, wird es ein bisschen schwieriger, die jeweils andere Person für die eigenen körperlichen Begehrlichkeiten zu gewinnen – zumal wenn Frauen früher von ihren Müttern gelernt haben, beim Sex die Augen zu schließen und an England zu denken. Einst ein Ratschlag aus dem viktorianischen Zeitalter, mit dem die Töchter auf die Hochzeitsnacht und die Erfüllung ihrer ehelichen Pflichten vorbereitet wurden. Heute wäre der Zusammenhang ein etwas anderer, aber mit der gleichen Wirkung: Eine Frau, die puritanisch erzogen wurde, wird kaum in der Lage sein, einen guten Blowjob zu machen. Ich sage es mal so: Frauen, die so aufgewachsen sind, müssen viel an sich arbeiten, bevor sich etwas ändert, und es passiert nicht von allein. Erst recht nicht, wenn man ihnen zu verstehen gibt, dass der Sex mit ihnen langweilig und fade ist. Die Empfindlichkeiten werden nur größer, wenn sie derart negativ angesprochen werden, im Sinne von: „Du machst das nicht mit, und das magst du auch nicht, mit dir macht aber auch nichts Spaß." Wer eine solche Kommunikation erlebt, zieht sich verständlicherweise zurück. Leider ist nach wie vor in unserer Gesellschaft eine Tendenz da, gerade den Frauen die Sexualität madigzumachen.

Aber eine wenig erfreuliche Sex-Kommunikation erfahren nicht nur Frauen, Männer können genauso darunter leiden. Ich hatte einmal einen Klienten, der in eine streng katholische Familie hineingeboren wurde, und der Ton, in dem die Eltern miteinander kommunizierten, war stets von Überliebe geprägt („Meine liebe, liebe Frau, sie ist das Beste, was ich habe, sie ist mein Leben"). Dass er am Ende von dieser innigen Zweisamkeit seines Vaters und seiner Mutter so gequält war, dass er als junger Mann Frauen nicht attraktiv fand und auch sexuell nichts beitragen konnte, war gut nachzuvollziehen – er musste bei ihnen immer an seine Mutter denken.

Nach vielen Sitzungen bei mir konnte ich ihn entlassen, weil er schließlich eine Freundin gefunden hatte, die völlig anders war als seine Mutter (Gegensätze ziehen sich eben an). Es hat noch eine Weile gedauert, bis sie schwanger wurde – besonders sie wollte eine Familie –, aber er hatte durch sie endlich erotische Fähigkeiten entwickelt und bei Berührungen eine emotionale Beteiligung erlebt, konnte sie schön finden und zulassen, eine Distanz von wenigen Millimetern ertragen. Der junge Mann hatte nie beobachtet, dass sich seine Eltern berührten, alles lief bei ihnen über die Sprache ab. Er selbst wurde ebenfalls nicht umarmt und entsprechend – im doppelten Sinn des Wortes – nicht berührt.

Aber nach mehreren Therapiestunden war es gelungen, bei ihm das Bedürfnis nach Berührungen zu wecken und auch das Bedürfnis zu entwickeln, einen anderen Menschen berühren zu wollen. Das war möglich geworden, weil er in der Therapie lernte, sich erst einmal selbst zu berühren – die genitale Zone wurde anfangs außen vor gelassen –, und nicht nur mit zwei spitzen Fingern, sondern mit der ganzen Hand. Die berührende Hand sollte, so die Aufgabe, aktiv suchen, während er auch seinen gesamten Körper leicht mitbewegte. In dem Moment, wo er sich bewegte, kamen auch Anspannen und Loslassen sowie die Atmung ins Spiel. Er erklärte mir irgendwann, dass er, sobald er sich mehr bewegte, alles anders aufnehmen könne, auch durch den Einsatz seines ganzen Körpers. Dadurch konnte er nach und nach sehen, wie seine Freundin auf ihn reagierte. Er war nun in der Lage zu beobachten, zu fühlen, ob sie angespannt war und erst einmal entspannen musste, bevor sie vielleicht Sex miteinander haben konnten.

Das sind erotische Fähigkeiten, die den allermeisten Menschen zugänglich sind, nämlich Sexuelles und Genitales zu genießen und emotional loslassen zu können. All die genannten Komponenten können das jedoch auch verhindern und alles im Gehirn und im Körper querlegen. So ist es bei einigen Ratsuchenden, die zu mir in die Praxis kommen, der Fall. Dann ist es wichtig herauszufinden, wo der Hase im Pfeffer liegt, wie das eigene (logische und körperliche) System aufgestellt ist.

Versteht man all diese Zusammenhänge, ist es leichter möglich, die Lust zu steigern und auf den Punkt zu kommen – auch als Paar.

Ich schaue mir diese Dinge in der Therapie an. Wie wird der Sex gestaltet? Wer verführt wen? Wie redet das Paar? Was bringt Lust? Das sind die Beziehungsthemen der Reise, die ich mit meinen Paaren unternehme.

Alle Komponenten, die ich in den letzten Kapiteln dargestellt und besprochen habe, gehören in irgendeiner Form zur Sexualität des Menschen. Man kann sich das Modell mit den vier Bereichen wie ein Mobile vorstellen – alle Bereiche haben Auswirkungen auf die jeweils anderen: *Kognitives*, also das, was wir über etwas denken und meinen, sowie auch Urteile und Wertungen, wirken auf den *Körper* ein und umgekehrt. Dazu kommen die *Emotionen und Gefühle* und nicht zuletzt die *Beziehungen*, die jemand hat. Fortwährend spielen alle vier Bereiche ineinander, entwickeln und verändern sich sekündlich.

Um ein Anliegen zu analysieren, gehe ich als Therapeutin fast wie bei einem juristischen Fall vor. Ich versuche herauszufinden, welche Komponenten mehr Auswirkungen auf das Problem haben als andere, welche es verstärkt steuern. Durch den Ausschluss nicht so entscheidender Komponenten nähere ich mich der Auflösung der Komplikationen, also warum beispielsweise eine Lustlosigkeit existiert. Wenn das passiert ist, arbeite ich mit den Ratsuchenden daran, entsprechende Fähigkeiten zu entwickeln, die vorher in ihren Systemen zu zu wenig ausgeprägt waren.

Teil 2

Lebensphasen,

die es in sich haben

7 Teenies: Die Sache mit der Aufklärung

In unserer Kultur wird angenommen, dass Sexualität die natürlichste Sache Welt sei und alle „hier" schreien, wenn sich die Gelegenheit bietet, darüber zu sprechen oder gleich Sex zu haben. Die meisten Menschen wissen nicht, dass Sexualität mit Lernschritten verbunden ist. Schon Babys sind unmittelbar nach der Geburt sexuelle Wesen, natürlich nicht im Sinne der erwachsenen Sexualität, aber sie sind emotionale Geschöpfe mit bestimmten emotionalen und körperlichen Bedürfnissen. Kinder, die diese Bedürfnisse kaum oder schwierig gestillt bekamen, erfahren später häufig Schwierigkeiten in zwischenmenschlichen Beziehungen, denn alle Menschen brauchen Berührung und Zärtlichkeit.

Das geht schon früh los: Wenn das Kind auf dem Wickeltisch liegt und mit seinen Füßen und Händen spielt, heißt es: „Och, wie süß, wie du mit deinen Füßchen spielst." Beginnt aber ein Junge irgendwann, dabei seinen kleinen Penis zu berühren, können bereits leicht verunsicherte Blicke aufkommen, meist geht es aber mit der Bemerkung einher: „Hast du einen süßen Pipimann!" Wenn aber ein Mädchen die Hand auf die kleine Vulva legt, bleiben die Erwachsenen in der Regel stumm. Diese nonverbalen Botschaften ziehen sich durch das weitere Leben. Lernt ein Junge laufen, wird er von Eltern, Großeltern, Tanten, Onkeln gefeiert, kommt ein kleiner Junge mit einer Erektion daher und führt sie vor, heißt es nun auch bei ihm schnell: „Tu den besser weg." Bei einem Mädchen ist es noch schlimmer, sie braucht nur ihre Beine zu öffnen, da bekommt sie schon zu hören: „Das macht man nicht!" Auch wenn die Erwachsenen nonverbal reagieren, merken es die Kinder. Es reichen entsprechende Blicke. Das Resultat: Die Kinder spüren, dass es sich schön anfühlt, was sie da machen, sie wissen aber auch, dass es bei Mami und Papi nicht gut ankommt. Also geraten sie in ein Dilemma und tun es ab dann im Geheimen. Schon ist die Scham geboren. Und damit kommen irgendwann auch Begriffe wie „Schamlippen", besonders die Mädchen lernen solche schambehafteten Wörter für ihr Genital. Weiterhin wird für alle vermittelt: „Da fasst man nicht hin!", das betrifft Mädchen wie Jungs. Die Scham herrscht überall. Ein Beispiel: Alles Körperliche hat einen selbstverständlichen Namen, nur bei Vulva und Penis werden diese natürlichen Bezeichnungen nicht genutzt. Noch heute wird von „da unten" gesprochen. Und das in einer aufgeklärten Gesellschaft! Das heißt, für unsere Genitalien haben wir keine Sprache. Mittlerweile wird es besser, und es nicht mehr so verschleiert wie früher. Allerdings kann es im Kindergarten nach wie vor zu einer großen Verunsicherung kommen, wenn ein Kind die richtigen Worte für die Genitalien kennt, also Penis und Vulva. So berichten es mir zumindest die jüngeren Kollegen und Kolleginnen. Ja, ab und zu auch Eltern, die ihre Sprösslinge entspannt und passend früh über Körperliches aufgeklärt haben. Irgendwann kommt der Anruf: „Wir möchten mit Ihnen über Ihr Kind sprechen, es hat einen unpassenden Sprachgebrauch." Das Kind hat dann im Kindergarten, beispielsweise beim Pinkeln, „Penis" oder „Klitoris" gesagt. Sprache schafft also Realität. Existiert eine wertschätzende Sprache für die eigenen Genitalien, ist es auch eher möglich, ein besseres Gefühl zu Vagina, Vulva oder Penis zu entwickeln. Fehlt diese, fehlen die korrekten Bezeichnungen, und es wird umso schwieriger zu sagen, ob etwas gut ist oder nicht. Und wenn jemand nicht weiß, wie er oder sie etwas benennen soll, wird das Aussprechen sexueller Wünsche Jahre später eindeutig erschwert.

Für Kinder ist Sexualität erst einmal ein neutrales Thema, für sie ist sie einfach da. Welche Vorstellungen damit verbunden sind, lernen sie von den Eltern, von sich aus sind sie vollkommen unvoreingenommen. Unsere Kultur macht Sexualität erst zu etwas Verbotenem. Es scheint also wichtig, einiges zuzulassen und dazuzulernen. Insofern kommt der Sexualunterricht der Schulen gerade recht, denken zumindest viele Eltern. Warum wohl? Na, dann müssen sie diese „peinliche Aufklärung“ nicht selbst vorantreiben. Pustekuchen! Die grundlegende Frage bleibt: Wann sollte eine Sexualaufklärung überhaupt beginnen?

Bei der Aufklärung gibt es immer noch unterschiedliche Auffassungen. Die einen sagen abwinkend: „Um Gottes willen!“, die anderen bestehen vehement darauf: „Ja, sicher, so früh wie möglich!“ Sieht man sich Statistiken an, etwa jene über Teenagerschwangerschaften, ist die Zahl in England am höchsten. Dort wird die Aufklärung als nicht besonders gut bezeichnet, weder von der Schule noch von den Eltern. Tatsache ist, dass sexuelle Grenzüberschreitungen und Teenagerschwangerschaften weniger häufig vorkommen und sich „das erste Mal“ alterstechnisch nach hinten verschiebt, wenn gut aufgeklärt wird. Auch in Deutschland gibt es hier einen Nachholbedarf. Die Sexualkundebücher sind bislang unvollständig. Schlägt man Biologie- oder Wissensbücher für Kinder und Jugendliche auf, die sich mit dem Körper befassen, wird die Klitoris kaum erwähnt und ist bei den Abbildungen so gut wie nicht sichtbar eingezeichnet. Generell ist der Sexualunterricht auch in Deutschland sehr beschränkt. Die wenigen Themen, die besprochen werden: Wie verhindert man eine Schwangerschaft? Wie gelingt es, sich keine HIV-Infektion einzuhandeln? Vielleicht wird noch die Bewegung des Penis thematisiert, seine Hydraulik, oder es werden die Vorgänge in den Eierstöcken geschildert oder die Hormone bei einer Schwangerschaft angesprochen. Damit hat es sich dann auch.

Folglich müsste in der Schule mehr und anders aufgeklärt werden, durchgeführt von einem Team an Fachleuten, die von Schule zu Schule wandern, vielleicht schon vor der dritten Klasse, da die Pubertät heutzutage immer früher beginnt und bei aller Brisanz der Themen Fachleute sachlich erzählen können.

Dieses Team könnte weiterhin vermitteln, dass Sexualität eine große und wesentliche Lebensquelle ist und etwas sehr Schönes sein kann. Sexualität ist für die gesunde Entfaltung und Persönlichkeitsentwicklung eines Menschen von größter Bedeutung.

Viel wichtiger könnte es jedoch sein, dass Eltern besser Bescheid wüssten und *von Anfang an* mit den Kindern und Jugendlichen sprechen würden – über Liebe, Beziehung und Sexualität.

Wenn Eltern zum Beispiel mitbekommen, dass sich ihr Kind immer mehr für seine Genitalien interessiert, sollte man nicht abwehrend darauf reagieren, sondern sagen: „Das ist schön und gut, was du da machst. Das ist aber deine Privatsache, geh doch deshalb in dein Zimmer und mach dort weiter." Dann ist es nicht negativ und schambehaftet. Väter und Mütter könnten auch sagen: „Wenn du was Ekeliges oder Merkwürdiges im Porno siehst, dann frag mich ruhig." Aber das kann man nur von sich geben, wenn man selbst entsprechend aufgewachsen ist. Nie im Leben würde man solche Worte in den Mund nehmen, wenn man als Elternteil unter einer strengen Moral gelitten hat.

Früher war es selbstverständlich, sein Kind mit in die Badewanne zu nehmen. Da der Diskurs über Pädophilie aber so mächtig geworden ist, trauen sich das viele Eltern gar nicht mehr. Normale und natürliche Dinge kommen heute zu kurz, weil die Eltern Angst haben, etwas verkehrt zu machen.

Natürlich passieren furchtbare Dinge, das soll gar nicht verschwiegen werden, aber Kinder müssen ihr Genital als wertschätzend erleben. Entsprechend werden sie es auch behandeln – und können besser sowohl Nein als auch Ja sagen. Hat ein Junge oder ein Mädchen ein Lieblingsspielzeug, wird es auch darauf aufpassen, weil es ihm oder ihr wichtig ist, es wird nicht in die hinterste Ecke gepfeffert.

Kinder sind vollkommen unvoreingenommen, die Wertung passiert erst durch die Erwachsenen. Zum Thema „Berührung" möchte ich noch etwas loswerden: Kinder sollten berührt werden, liebevoll und innig. Dadurch lernen sie, wie angenehm und schön das sein kann. Aber sie sollen auch Grenzen setzen dürfen, für ihren eigenen Körper. Ich musste früher irgendeine Tante küssen, das war widerlich. Auch Mütter, die ständig ihre Kinder knutschen, selbst wenn die das nicht möchten, übergehen oft deren Bedürfnisse. Wenn Kinder nicht abgeknutscht werden wollen, dann wollen sie es nicht, und man sollte sofort damit aufhören. Wenn wir das Neinsagen als nicht „erlaubt" empfinden, weil wir es nie gelernt haben und nicht über den eigenen Körper bestimmen durften, dann haben wir in bestimmten „körperlichen" Situationen Sorge, dass wir nicht mehr gemocht oder geliebt werden, wenn wir etwas ablehnen.

Klienten und Klientinnen fragen mich häufiger, meist nach

dem Ende einer Sitzung: „Ich habe Kinder, ab wann sollte ich das Gespräch führen, in dem es um die Aufklärung geht?" – „Es gibt nicht *das eine* Gespräch", antworte ich dann. Ich meine, eines ist besser als keines, aber wenn Eltern mit den Kindern anfangen, darüber zu reden, wenn sie zwölf oder dreizehn sind, dann ist es zu spät. In diesem Alter wurden sie meist schon von ihrer Peergroup „aufgeklärt" oder haben sich das, was sie wissen wollen, aus dem Internet geholt. Das versuche ich genauso zu verdeutlichen wie die Tatsache, dass sich die meisten Kids in diesem Alter schon Pornos angesehen haben. Die allermeisten kommen damit erst einmal unbeabsichtigt in Berührung. Ja, die Pornoindustrie weiß ganz genau, wo sich die Kids im Netz aufhalten. Danach ist es ein Leichtes, sie immer wieder „einzufangen". Aus Neugierde auf diese merkwürdigen körperlichen Filme werden sie, zumindest bei den Jungs, bald als Masturbationsmaterial herangezogen.

„Nein!", bekomme ich daraufhin zu hören, fast empört, dass ich so etwas behaupten würde, „meine Kinder schauen sich keine Pornos im Internet an. Das machen die nicht. Das wüsste ich!"

Ich halte dagegen: „Es ist längst durch Statistiken und auch durch Umfragen unter Jugendlichen bestätigt." Ebendiese Statistiken verdeutlichen, dass Kinder bereits mit elf Jahren Pornos im Netz anschauen. Ich gebe den Müttern und Vätern noch folgenden Rat: „Fangen Sie mit der Aufklärung so früh wie möglich an. Führen sie immer wieder kleine Gespräche, wenn es sich gerade anbietet. Und sollten Sie doch bemerken, dass sich Ihr Kind Pornos anguckt, sollten Sie versuchen, es darüber aufzuklären, dass es eine ausgesprochen einseitige Quelle ist. Unter anderem sollte über die Körper in den Filmen gesprochen werden und über die enorme Lust, die da von allen Seiten gezeigt wird. Legen Sie Literatur auf das Bett Ihrer Tochter oder Ihres Sohnes, vielleicht können Sie dadurch auch mit Ihrem Kind kommunizieren." Es gibt mittlerweile viele gute Bücher für Kinder und Jugendliche zu Körper, Sexualität und Liebe.

Über einige bedeutsame Themen sollten Eltern schon Bescheid wissen. Ich möchte sie hier aufzeigen:

Unter den Teenies geistert selbst im 21. Jahrhundert noch immer der Mythos um das Jungfernhäutchen. Die Jungs haben Angst, dass sie den Mädchen wehtun, wenn sie Sex mit ihnen haben, und die Mädchen denken, wenn sie auf dem Bett liegen und der Junge in sie eindringen will: Okay, das tut jetzt weh, da muss ich durch. Da ist alles zu." Man kann sich vorstellen, wie angespannt beide sind.

Dabei ist der Vaginaleingang gar nicht verschlossen. Vielmehr handelt es sich um eine Art Schleimhaut*saum*, in der Regel rund um den Eingang der Vagina, manchmal aber nur an einigen wenigen Stellen. „Dieses Häutchen" kann also nicht von einem eindringenden Penis durchstochen werden, weil es gar nicht „zu" ist.

Ich finde diesen Mythos abenteuerlich, denn es gibt keine einzige wissenschaftliche Methode, keine Untersuchung, mit der sich nachweisen lässt, ob ein Mädchen oder eine Frau tatsächlich schon Sex hatte oder nicht. Anhand des Aussehens des Hymens lässt sich das jedenfalls nicht nachweisen.

Des Weiteren gehört zur Aufklärung das Thema Geschlechtervielfalt. Da sich bei der Auffassung darüber, was Sexualität ausmacht und wie Sexualität gelebt werden kann, gesellschaftlich und politisch viel verändert hat, findet heutzutage eine sehr viel intensivere Auseinandersetzung mit der eigenen Geschlechteridentität und der eigenen sexuellen Identität statt. Die Eltern kommen da bisweilen nicht mehr mit.

Zur Aufklärung gehört in jedem Fall auch, dass über Krankheiten kommuniziert wird, nicht nur über die HIV-Infektion. So wurde in den letzten Jahren eine Zunahme von Hodenkrebs bei jungen Männern verzeichnet. Ich kann da nur raten: „Jungs, tastet bitte eure Hoden ab!" Kaum einer macht das, weil niemand über das Risiko Bescheid weiß, auch die Eltern nicht. Aber: Anders als bei den meisten anderen Krebsarten steigt das Tumor-Risiko bei Hodenkrebs nicht mit dem Alter an, sondern besteht von Anfang an.

Zu den Eltern von jungen Frauen sage ich: „Sagt euren Töchtern, sie sollen die Vibratoren weglassen. Vergnügen sie sich zu ausgiebig damit, haben sie später manchmal Probleme, ohne Vibrator auf ihre Kosten zu kommen." Ja, die Sexspielzeugindustrie hat für ganz junge Frauen Vibratoren entwickelt, die so hart vibrieren, dass bei vielen Mädchen später keine andere genitale Stimulation mehr als erregend erlebt wird.

Generell würden die meisten Menschen, natürlich auch die Teenager, davon profitieren, wenn sie mehr über die eigene Anatomie wüssten. Vielen ist zum Beispiel nicht bewusst, dass Penis und Klitoris mehr Gemeinsamkeiten als Unterschiede haben. Evolutionsgeschichtlich gesehen haben sie dieselbe Grundstruktur, denselben Ursprung. In der Embryonalzeit sind sie erst einmal vollkommen gleich, entwickeln sich aus den gleichen Teilen und sind deshalb gleich aufgebaut. Die Klitoris befindet sich aber größtenteils im Körperinneren. Sie besteht aus der Klitoriseichel mit Vorhaut (hier befinden sich rund elftausend sehr erregbare Nervenenden), dem Schaft und mehreren Schwellkörpern. In den Schwellkörpern staut sich das Blut, bis sie prall gefüllt sind. Dadurch schwellen auch Klitorisperle und Klitorisschaft an und werden steif. Eben! Genau wie beim Penis. Schwellkörper für alle. Früher hieß es oft: Die

Klitoris ist der verkümmerte Penis. Das ist völliger Quatsch, und Sie wissen es jetzt besser!

Die Aufklärung befindet sich im Wandel, und das ist richtig so. Dennoch beginnt sie immer bei den Eltern – die Schule kann nicht alles leisten –, und wenn die nicht aufgeklärt sind, müssen sie sich doch bitte erst selbst einmal mit dem Thema beschäftigen. Im Kindergartenalter sollten die Eltern damit beginnen, mit ihren Kindern über Körper und Liebe zu sprechen.

Mich wundert es immer wieder, dass das bei den meisten Menschen noch nicht angekommen ist. Aber dann auch wieder nicht. Da ist sie wieder – die Scham.

8 Zwanzigjährige: Prüderie, Pornografie und Druck

Viele Menschen schließen in den Zwanzigern ihre Ausbildung ab und fangen an, in ihrem Beruf zu arbeiten. Es ist eine aufregende Zeit, man ist noch nicht ganz erwachsen, aber auch nicht mehr Kind. Man kann sich noch einmal richtig austoben, herumexperimentieren und Dinge tun, über die man (hoffentlich) später lachen kann. Eine ideale Zeit, um sich auch beim Sex auszuprobieren, zu genießen und zu lernen. Wer kennt es nicht? Manchmal ist zu viel Alkohol mit im Spiel, oder man versucht einen Herzschmerz zu betäuben und denkt: Warum nicht einfach mit der oder dem ins Bett gehen? So ganz nebenbei, was soll's?

Es passiert auch, dass man mit jemandem im Bett landet, der (oder die) plötzlich eigenartige Dinge von einem wünscht, wobei ein Dirty Talk vielleicht noch das Harmlosere wäre.

Meist dauert es einfach, bis man zum ersten Mal eine sexuelle Erfahrung macht, bei der alles passt und man sich vollkommen öffnen kann – wenn man Glück hat, ist der tolle Sex schon von Beginn an da und nicht erst nach der dritten Scheidung. Dabei suchen viele auch die Abwechslung über Dating-Apps wie Tinder und Co, so ganz einfach scheint es aber nicht zu sein.

Mittlerweile sind nicht wenige Leute Tinder-müde oder haben einen Tinder-Burn-out. Nun, Tinder scheint leider alternativlos zu sein. Zu beobachten ist allerdings eine große Schere zwischen denjenigen, die nach dem Motto tindern: „Anhauen, umhauen, abhauen“, und denjenigen, die jemanden fürs Herz suchen oder noch wenig sexuelle Erfahrungen haben. Die Herrschaften der letzten beiden Kategorien sind oft nach den ersten Tinder-Wochen schwer enttäuscht und desillusioniert. Wobei ich mir auch Gedanken mache, ob es besonders erfüllend ist, Sex mit so vielen verschiedenen Menschen zu haben, ganz nach dem Pudel-Prinzip: einmal ins Wasser gehen, sich schütteln, und danach wird neu geschnüffelt.

Junge Leute in Deutschland werden aber nicht nur Tinder-müde, sondern es wollen, überraschend genug, auch mehr Leute als früher keinen Sex vor der Ehe und lieber bis zum Jawort enthaltsam leben – ein Trend, der sich in den prüden, religiösen Regionen der USA besonders durchgesetzt hat. Hierzulande gibt es diesen Trend auch, er hat aber weniger mit religiösen Motiven zu tun, eher mit dem Druck, unter denen gerade junge Menschen stehen. Es ist eine Gegenreaktion auf das „Was wir alles draufhaben müssen!“, ein „Ich halte mich komplett zurück!“, so kommt es mir jedenfalls vor.

Wiederum andere versuchen es mit einer Offensive. Eine junge Frau kam kurz vor dem Gang zum Standesamt in die Praxis und fragte mich: „Können Sie mir nicht ein paar Tricks verraten? Ich heirate nächste Woche, und dann machen wir doch Flitterwochen und werden jeden Tag Sex haben ...“ Was tun? Ich saß mit ihr an einem Modell und zeigte ihr, wie man einen Penis mit der Hand stimulieren kann, damit sie auch auf diese erotische Variante einmal wechseln konnte. So gelang es mir, ein bisschen von ihrem Druck zu nehmen. Nur sechs Tage später fuhr sie auf Hochzeitsreise! Es blieb bei diesem einen Termin, und ich weiß bis heute nicht, ob es für sie gut ausgegangen ist oder nicht. Ein kurzes Intermezzo.

Es gibt viele weitere Beispiele dafür, wie der Druck auch unsere Gesellschaft verändert. Ich möchte von einem Beispiel berichten, das aus Dänemark kommt, ein Land bekannt für seine Freizügigkeit. Hier ist man dazu übergegangen, dass nach dem Schulsport alle wieder mit Badehose und Bikini oder Badeanzug duschen, damit niemand wegen der Genitalien gebasht und ausgelacht wird. In Hamburg existierte ein Sportbad mit einem Becken, in dem alle nackt baden konnten, das ist jetzt nicht mehr erlaubt – bitte auch hier Badeklamotten anziehen! Der Grund ist nicht etwa die Moral, sondern die Ablehnung des Plakativen und Transparenten.

Ein ähnliches Beispiel sind die vielen jungen Frauen, die es heute ablehnen, ihre Körperbehaarung abzurasieren, weil sie diese Anstrengung, diesen Perfektionswahn leid sind und diesen ganzen Schönheitsstress nicht mehr wollen. Ich kann das gut nachvollziehen, und manchmal bin ich schon ganz froh, nicht mehr so jung zu sein.

All die Anforderungen haben dazu geführt, dass Leidensdruck und Sorge herrschen. Sorge, nicht performen zu können.

Youngsters sind aus diesen Gründen nicht selten unglücklich, leiden unter den vorgegebenen Normen, wenn sie diese angeblich nicht erfüllen können. Junge Frauen sitzen bei mir in der Praxis und meinen: „Ach, ich bin ja schon dankbar, wenn ich beim Sex keine Schmerzen habe." Von Genuss und Spaß ist kaum die Rede. Viele Anfang Zwanzigjährige sind grundlegend angespannt, nicht nur beim Sex, sondern weil auch sie alle im Alltag funktionieren wollen. Sie wollen im Studium oder im Beruf viel erreichen, hervorragende Ergebnisse vorweisen – und dann sollen sie abends noch für den sexuellen Rittberger vom neuen IKEA-Schrank springen?

Nach meinen Beobachtungen kümmern sich junge Menschen eher um ihre Sexualität als ältere, sie reden darüber, aber der Druck, den die Pornografie, das Internet, die sozialen Medien auslösen, scheint dennoch zu wachsen: immer zu wollen und es auch bringen zu müssen. Dieser Druck ist nichts anderes als Leistungsdruck und ist wie jeder Leistungsdruck mit Ängsten verbunden, Versagensängsten. Nämlich nicht so zu performen, wie es erwartet wird, auch oder gerade von einem selbst. Durch den Druck wird der Spaß, der beim Sex im Mittelpunkt stehen sollte, zu einer enormen Herausforderung. Es wird an der sexuellen Performance gezweifelt, was zur Folge hat, dass Jugendliche mit dem, was Sexualität ausmacht, nämlich ein Spüren und Berühren, nur begrenzte Erfahrungen machen. Es spricht wenig dagegen, sich hin und wieder einen Porno anzuschauen, um zu sehen, wie es dort technisch zugeht, aber das sollte nicht die einzige Informationsquelle bleiben. Sowohl Jungen als auch Mädchen nehmen nur in seltenen Fällen noch ein Buch über Sexualität zur Hand. Was unter anderem bedeutet, dass sie wenig Ahnung über ihre eigenen Geschlechtsorgane haben.

Frage ich eine junge Frau: „Kennen Sie Ihr Genital?", erwidert sie: „Ja ... Wie jetzt?" Sie ist irritiert.

Junge Frauen schauen sich ihr Genital leider nicht sehr genau an. Über die mediale Darstellung in Filmen, Magazinen oder im Internet bekommen sie vermittelt, wie es von außen auszusehen hat. Dabei bestimmen nicht selten unrealistische Vorstellungen die Richtung. Nicht von ungefähr werden aus diesem Grund, wie das *Deutsche Ärzteblatt* schon 2009 (!) berichtete, Schönheitsoperationen an weiblichen Genitalien immer populärer. Angefangen hat das alles mit einem Boom kosmetischer Intimrasuren, mit Darstellungen von voll- oder teilrasierten Genitalien. Allgemein zur Norm erhoben ist dabei ein Genital, wie es eigentlich nur ganz junge Mädchen haben: Nach außen hin soll es wie die Oberseite einer Semmel aussehen, die äußeren Lippen sollen die inneren verdecken, und überhaupt sollen die Lippen in engen Tangas oder Bikinihöschen nicht auftragen. *Clean Slit* wird das genannt. Verbunden ist diese Schönheitsnorm unter anderem mit einer kulturellen Vorstellung, dass vergrößerte Lippen mit zu viel Masturbationen zu tun haben, mit einem übermäßigen Geschlechtstrieb. Ja, nach wie vor sollen gerade weibliche Wesen jungfräulich bleiben, züchtig und enthaltsam, bis der richtige und einzige Mann in ihrem Leben auftaucht. Zurück zur Chirurgie: Lippenstraffungen beziehungsweise Lippenkorrekturen haben laut der *internationalen Gesellschaft für ästhetische Chirurgie* seit 2015 eine Zunahme von rund dreiundsiebzig Prozent.

Wer einer Clean Slit nachhängt, hat sich sagen lassen, dass sie als Person weniger wichtig ist und ihr Aussehen zählt – bis ins Genital. Das löst nicht gerade *Body Positivity* aus.

Die ganze Sache mit den genitalen „Vorgaben" betrifft auch die jungen Männer. Es geht dabei um die Penisgröße, vordergründig um die Penislänge. Und ja, auch penisverlängernde Operationen sind im Kommen.

Insgesamt können junge Menschen heute kaum einen wohlwollenden Blick auf den eigenen Körper entwickeln, sondern sind von der Fremdbestätigung abhängig und folgen weiterhin der Meinung anderer – auch wenn sie dabei unglücklich sind. Es fehlt der eigene, zweite Blick, den man braucht, um zu erkennen, dass nicht alle Genitalien anatomisch gleich sind und im Anderssein etwas Besonderes liegt. Diese jungen Menschen kommen gar nicht erst auf die Idee, dass sie von dem abweichen dürfen, was sie als Norm akzeptiert haben.

Ein Beispiel aus meiner Praxis: Eines Tages erschien ein Vater mit seinem Sohn, der Vater Ende vierzig, der Sohn sechzehn, siebzehn. Als die beiden eintraten, dachte ich, die zwei sehen ja richtig gut aus. Vater und Sohn wirkten ansprechend und sympathisch, athletisch gebaut, mit dichten dunkelbraunen Haaren, die sich verwegen in alle Richtungen kringelten. Sie setzten sich, nachdem ich sie begrüßt hatte, der Sohn wirkte ein bisschen schüchtern und unsicher. Als ich wissen wollte, was dieses ungewöhnliche Gespann in meiner Praxis wollte – ich hatte noch nie zuvor Vater und Sohn in einer Sexualtherapie gehabt –, konnte ich kaum glauben, was ich von dem Sohn zu hören bekam: Er wolle nicht mehr zur Schule gehen.

Im ersten Moment musste ich kurz nachdenken, ob die zwei womöglich die falsche Therapeutin gewählt hatten, doch bevor ich das aufklären konnte, fuhr der Sohn fort: Er habe das erste Mal Sex gewollt und sei so aufgeregt gewesen, dass es nicht geklappt hätte. Klarer Anfängerfehler, kein Problem, würde man denken. Vor dem zweiten Mal hatte ihm sein Vater jedoch erklärt, was er machen solle. Dadurch stand er nun noch mehr unter Druck. Und als er dann mit seiner Freundin schlafen wollte, ging zum zweiten Mal nichts, unter anderem auch, weil er vorher etwas getrunken hatte (auf Anraten seines Vaters). Der Penis hatte sich als stiller Praktikant beiseitegelegt. Und das beteiligte Mädchen hatte nichts Besseres zu tun gehabt, als diese Tatsache in den Chat der Klasse zu stellen. Dieser große, hübsche und gut aussehende Junge war beim Sex sowieso schon in einer Vermeidungshaltung gewesen, hatte sich solche Sorgen gemacht, dass er ja auch alles richtig anstellen würde, da ging eben gar nichts mehr. Und dann kam noch das Bashing des Mädchens dazu. Der junge Mann war so fertig mit der Welt, dass er nicht mehr in die Schule gehen wollte. Zudem hätte er schlimme Magenschmerzen, wie er noch gestand.

Das war der Anlass, der sie zu dem Termin bei mir führte. Ich bat den Vater, seinen Sohn zu einer weiteren Stunde zu mir zu schicken, aber dieses Mal bitte allein. Er willigte ein. Unwissenheit, dachte ich, ist etwas, das sehr belasten kann. Ich ahnte, dass auch der Vater, so einfühlsam und lösungsorientiert er auch sein mochte, seinen Jungen nicht richtig aufgeklärt hatte. Er hatte nur das vermitteln können, was er selbst wusste. Denn sonst hätte er ihm nicht den Tipp mit dem Alkohol gegeben.

Immer wieder sagte Tobias, nachdem er ohne seinen Vater erschienen war und ich ihm einiges über seine Muster gespiegelt hatte: „Jetzt weiß ich das, jetzt versteh ich es." Es erleichterte ihn sehr, dass er mit mir über seine sexuellen Probleme sprechen konnte. Es ist etwas völlig anderes, mit einer unbekannten Person darüber zu reden als mit dem eigenen Vater oder der eigenen Mutter – obwohl es natürlich gut war, dass er sich seinen Eltern anvertraut hatte. Ich zeigte ihm auch noch einige der Grundübungen, und er konnte lernen, bewusster zu spüren, wie weit er in seiner Erregung gerade war. Sie kennen einige dieser Übungen bereits. Gemeint sind Übungen zum Beckenboden und andere, bei denen es darum geht, mit der Muskelspannung und dem Atem zu spielen. Schlussendlich wechselte er zwar die Schule, weil er nie wieder einen Fuß in sein früheres Klassenzimmer setzen wollte. Aber die Episode hat keine Spuren in seinem Leben hinterlassen.

Ähnlich wie Mädchen oder junge Frauen stand Tobias unter dem Druck, perfekt performen zu müssen. Der Penis muss stehen, man muss es dem Gegenüber im Bett „ordentlich besorgen". Und wenn das nicht wie erwünscht gelingt, geht es sofort viral – immer öfter passiert das. Bei dem Sechzehnjährigen hatte ich den Eindruck gewonnen, dass dieser junge Mann einfach noch nicht sein sexuelles Selbstbewusstsein gefunden hatte. Er konnte nicht „Stopp!" sagen, als er merkte, dass ihm der Sex nicht mehr gefiel. Auch nicht: „Ich finde das hier ganz prima, aber jetzt muss ich erst mal schauen, wie sich das mit dir weiter anfühlt." Wäre ihm das möglich gewesen, wäre die Situation mit der jungen Dame sicher anders verlaufen, aber zu solchen Aussagen hatte er die Nerven nicht. Woher auch, dafür war er noch zu jung. Er hatte nicht den Mut gefunden, offen über seine Lust zu sprechen, war nicht daran gewöhnt, sich auf die Befriedigung seiner eigenen Bedürfnisse zu konzentrieren.

Bei einigen männlichen Vertretern haben sich durch das ewige Unterwegssein im Netz einige weitere Probleme entwickelt. Wer lang ohne Partnerin oder Partner ist und trotzdem sexuelle Lust verspürt, landet oft vor dem Computer, sitzt oder liegt, den Bildschirm vor Augen, erregt sich mit der Hand und ahnt nicht, dass dies einen erheblichen negativen Einfluss auf eine spätere Paarsexualität haben kann. Die Art, wie sich jemand erregt, ist nämlich in puncto Erregung nicht immer paarkompatibel. Ich erkläre es Ihnen: Wenn ein junger Mann seinen Penis in der einen Hand und die Maus in der anderen hält und sich monoton wichsend erregt, ist das fein, und es funktioniert auch. Aber wenn dieser Mann dann auf eine junge Frau oder einen jungen Lover trifft, entsteht eine ganz andere Situation – körperlich und emotional. Erregungsmodus ist hier das Stichwort. Jahrelang haben die jungen Männer ihrem Körper beigebracht, mit der Hand den Penis dazu zu stimulieren, was sie gerade auf dem Bildschirm sehen. Das heißt, im Gehirn haben sich Synapsen für genau diese Funktionsweise gebildet, und plötzlich sind diese Männer mit lebendigen Wesen im Bett konfrontiert. Sie sind aufgeregt, angespannt und ... schon sind sie am

Höhenpunkt vorbei – „es kam“ ihnen. Ja, sie werden vom Orgasmus förmlich überrollt, haben keine Kontrolle mehr über ihr Kommen beim Paarsex. Dadurch kann der penetrative Sex manchmal so kurz werden, dass die Partnerin oder der Partner zum wiederholten Male unbefriedigt daliegt. Manchmal wird über kurz oder lang die Beziehung mit dieser Begründung beendet. Die betroffenen jungen Männer sind sehr unglücklich darüber. Immer mehr Männer kommen mit dieser Problematik in die sexologischen Praxen.

Ein weiteres Problem sind Erektionsstörungen bei jungen Männern. Über einen langen Zeitraum haben sie beim Solosex nie den ganzen Körper eingesetzt, sondern nur einen kleinen Ausschnitt, nämlich Penis und Hand. Sie bewegen meist nicht das Becken, geschweige denn den Rest des Körpers, sondern eben nur die Hand. Und nun kommt, in diesem Beispiel, eine junge Frau daher, deren Vagina meist nicht den Druck liefert, den eine Männerfaust hat. Haben diese Männer ihr Verhaltensmuster beim Sex vor dem Computer von der Pubertät bis zum Erwachsenenalter nicht verändert, wird es meist zu Problemen in der Paarsexualität kommen. Es gibt einen Schlaffen.

Hier liegt es nahe, dass einige Männer regelrecht pornosüchtig werden. Ein junger Mann sagte mir einmal: „Wissen Sie, ich stehe auf die ‚schnelle Welle‘.“

Ich fragte ihn sofort: „Was meinen Sie damit?“ Er erklärte mir, dass er so herrlich kommen konnte, wenn er mit seiner Hand schnell rubbelt und mit dem Beckenboden drückt, wie ich es aus seinen Erzählungen heraushören konnte. Quasi „Wichsen“, wie er es aus Pornos kannte. Er machte das mehrfach am Tag, auch wenn er eine Freundin hatte. Und genau da entstand das Problem: Mit seiner Freundin kam er sofort, wenn er eindrang. Er hatte es sich antrainiert – das schnelle Kommen. Bald wurde es ihm zu anstrengend, mit ihr zu schlafen. Und sie redete sich ein, sie würde ihn nicht mehr anmachen. Sie waren beide von Zweifeln und Unsicherheit gequält und entwickelten eine Scheu, aufeinander zuzugehen. Favorisiert wurde der Kick bei ihm nur durch Neues – vor dem Bildschirm. Er war pornosüchtig geworden.

Viele junge Männer in meiner Praxis kommen mit dem Wunsch, ihren Pornokonsum wieder rückgängig zu machen. Sie wissen nicht wie.

Wenn Sie sich jetzt auch fragen, wie ich jemanden von der Pornosucht „befreien“ kann, lautet die Antwort: Das ist ein längerer Prozess, bei dem mit der Wahrnehmung der eigenen Bedürfnisse und Übungen für ein besseres Gespür gearbeitet wird. Einen genauen Verlauf zu dem Thema beschreibe ich in Kapitel 10, es wartet gleich um die Ecke auf Sie.

Eines möchte ich Ihnen aber hier schon verraten. Bei all meinen komplexen Themen in der Praxis versuche ich, wichtige Zusammenhänge in einfachen Bildern zu erklären, zum Beispiel: „Sie können ganz schnell einen Orgasmus haben, wenn Sie vor Ihrem Computer sitzen, sich einen Porno reinziehen und Ihren Penis heftig drücken und pressen – bei Frauen gelingt übrigens dasselbe mit den vielen neuen Saugvibratoren.

Sie können es aber auch ein bisschen langsamer angehen. Stellen Sie sich vor, Sie wollen von Hamburg nach Kiel fahren. Sie können die Autobahn nehmen und mit Vollgas nach Kiel rasen. Sie sind dann schnell da, die Strecke wird abgehakt und ist bald vergessen. Oder Sie fahren in Büttelsdorf, oder wo auch immer, vorher ab und preschen nicht mit zweihundert Stundenkilometern über die Autobahn, sondern mit siebzig über die Landstraße und schauen mal nach rechts, mal nach links und denken: Oh, was für eine schöne Rapsblüte! Wie entzückend doch einige Dörfer sind! Sie kommen auf diese Weise ebenfalls in Kiel an. Sie können sich letztlich überlegen, welchen Weg Sie nehmen wollen. Wenn Sie die körperliche Entladung vor dem Computer oder mit dem Vibrator wählen, ist das die Vollgas-Variante nach Kiel. Aber wenn Sie eine intensive Sexualität mit einer Partnerin oder einem Partner erleben wollen, ist es sinnvoller, unterwegs mal anzuhalten und alle Sinne mit einzubringen, dann erst wird die Reise richtig schön, da fängt der Genuss an."

Beim schnellen Entladen fühlt sich der Orgasmus auch gut an, klar, aber entscheidend ist, wie viel Anstrengung damit verbunden ist, um zu diesem Punkt zu kommen. Und auch wie viele Zellen dabei stimuliert, also sozusagen erregt werden. Wenn es sehr schnell geht, sind es weniger Reize, und der Orgasmus ist dann meist auch eher „flach", wie es viele ausdrücken, wenn ich in der Praxis danach frage.

Um die Fahrt nach Kiel so zu bewältigen, dass es mehr Genuss bringt, betätigen Sie durchgehend – und abwechselnd – Gas und Bremse. Die Entsprechung im Körper wäre hier der Beckenboden. Die meisten Frauen wissen, dass sie einen solchen haben, bei den Männern sieht es anders aus. Ich kann nur sagen: Wenn Jungs wüssten, was sie mit dem eigenen Beckenboden anstellen und wie viel Schönes sie sich damit geben können, würden sie nicht in die Muckibude, sondern zum Beckenbodentraining laufen.

9 Die Art, wie Sie in Fahrt kommen

So, Sie kennen jetzt die Richtung, die wir einschlagen werden. Es geht unter anderem um die Art, sich zu erregen.

Vor meinem Studium hatte ich mir auch keine Gedanken zu dem Thema gemacht: *eigene Stimulations- und Erregungsmuster.* Bei der ganzen Vielfalt im Internet und aller Aufklärung – von diesem speziellen Thema hatte ich noch nie gehört. Dabei decken diese Muster auf, wie beispielsweise jemand einen Orgasmus auslöst und vielleicht später den eigenen Körper beim Paarsex einsetzt. Angelegt werden die Muster in der Jugend, und viele denken, dass es so und nicht anders sein kann, so funktioniert eben (gute) Masturbation, heißt es dann. Wenn sich aber Grenzen auftun, macht sich Hilflosigkeit breit. Wie kann das, was einmal (scheinbar) bestens bei mir selbst geklappt hat, plötzlich nicht mehr funktionieren? Oft werden erst in einer Therapie die Grenzen, die jede und jeder hat, verschoben, um weiterhin Genuss zu erleben oder gar eine Steigerung intensiven Genießens. Am Ende geht es um eine Qualitätsvermehrung, die durch bewusstes Vorgehen erzielt werden kann. Manchmal komme ich mit diesen Theorien und den Möglichkeiten, die sie mit sich bringen, aber nicht weiter. Bei einigen Ratsuchenden kommt es mir sogar so vor, als würden sie absolut nichts davon wissen wollen. Als würden sie nichts verändern wollen, obwohl sie doch die Praxis von sich aus aufgesucht haben. Nein, manche eben nicht!

Vor einiger Zeit hatte ich eine Klientin, eine junge Frau, von Beruf Erzieherin, der ich nach drei Sitzungen sagen musste:

„Seien Sie mir nicht böse, aber ich glaube, unsere Gespräche machen keinen Sinn." In den drei Stunden, die sie bislang bei mir gewesen war, hatte ich den Eindruck gewonnen, dass sie tatsächlich nichts verändern wollte. Sie sah mich nie an, sah immer an mir vorbei, Richtung Fenster, war mit ihren Gedanken weit weg und nicht bei dem, was ich mit ihr zu besprechen versuchte. Sie verhielt sich mir gegenüber von Beginn an ablehnend. Sie war Anfang zwanzig und hatte ihren Freund, kaum älter als sie, im Internet kennengelernt. Als sie das erste Mal miteinander schliefen, fand sie den Sex alles andere als „hot". Schließlich meinte sie, dass sie in der Therapie keinen Sinn sehen würde, sie wisse ja, wie es beim Sex anatomisch funktioniere. Ich entschied mich für eine etwas andere Strategie bei ihr und fragte: „Was machen Sie denn gern? Also, ich meine nicht beim Sex, sondern überhaupt, in Ihrer Freizeit?" Tanzen, war ihre Antwort, da würde sie drei Mal die Woche hingehen. Als sie das sagte, begannen ihre Augen auf einmal zu leuchten, obwohl sie, wie sie mir erzählt hatte, angeblich keine Energie hätte.

„Ja, das ist doch großartig, da haben wir doch etwas, was Ihnen richtig Spaß macht", sagte ich. Das löste etwas bei ihr aus. Sie druckste ein wenig herum, bis sie endlich mit der Sprache herausrückte. „Na ja, ich komme nur zu Ihnen, weil ich den Mann heiraten will. Er hat gemeint, er würde mich nur heiraten, wenn ich Sie aufsuche."

Durch diese Äußerung war klar, dass sie nicht aus freiem Willen gekommen war, sondern weil ihr Freund besseren Sex haben wollte. Danach musste ich den Satz wiederholen, dass ich der Meinung sei, es hätte keinen Zweck, die Sitzungen fortzusetzen. Die Klientin fing zu weinen an, und ich fühlte mich mies, aber es war die richtige Entscheidung meinerseits gewesen. Sie hatte die Sitzungen nur begonnen, um ihren Freund behalten und heiraten zu können. Sie hatte die Übungen, die ich ihr vorgeschlagen hatte, nicht ein einziges Mal gemacht und saß hier nur, weil ihr Freund gesagt hatte: „Jetzt gehst du da hin!"

Soweit ich sie verstanden hatte, war sie sehr streng erzogen worden, Körperlichkeit hatte nie eine Rolle in ihrer Familie gespielt. Das ist nichts Ungewöhnliches, aber entscheidend ist, dass der Klient oder die Klientin etwas verändern möchte. Doch diese junge Frau verweigerte sich, ließ mich auflaufen. Aus Sucht-Therapiegruppen ist bekannt: Wer daran nicht wirklich teilnehmen will, wird keinen Erfolg verbuchen können. In einer Sexualtherapie ist es nicht anders.

Als die junge Frau mit Weinen aufgehört hatte, wurde sie wütend und fing an, mich zu beschimpfen.

Ich wiederholte: „Es tut mir leid, aber so kann ich nicht mit Ihnen weiterarbeiten, so kommen wir nicht voran. Es bringt nur etwas, wenn Sie den Termin bei mir gern wahrnehmen und auch wirklich etwas verändern wollen."

„Ich muss aber zu Ihnen kommen!", erklärte sie noch vehementer, sie stampfte sogar mit dem Fuß auf.

„Ich verstehe Ihre Situation", erklärte ich. „Aber sehen Sie es einmal so: Wenn Sie zum Tanzen gehen, haben Sie doch auch Spaß. Und an seinen eigenen Körper zu denken, die Kraft der Sexualität zu entdecken, das könnte genauso wunderbar sein, oder?"

„Nein, das interessiert mich überhaupt nicht."

Ich gab ihr noch zu verstehen: „Wenn ich Ihnen glauben könnte, dass Sie meine Vorschläge ausprobieren würden, verbringe ich gern meine Zeit mit Ihnen, aber ich habe eine lange Warteliste mit Leuten, die wirklich wollen."

„Ich finde es gut so, wie es ist."

„Dann brauchen wir nicht weiter miteinander zu arbeiten."

Es gab keine nächste Stunde mit ihr. Ihr Lebenstraum – die Heirat mit ihrem Freund – wurde dadurch vielleicht zerstört. Denn er wiederum hatte keine Lust, mit ihr zum Tanzen zu gehen, nicht einmal für eine Stunde in der Woche. Das Ende dieser Geschichte kenne ich nicht. Tatsächlich gehört das zu meinem Alltag, kein Update von Ratsuchenden darüber zu bekommen, wie ein Projekt oder eine Sache zu Ende gegangen ist. Da freut es mich umso mehr, wenn manchmal eine süße Karte in den Briefkasten flattert, die überschäumende Freude ausdrückt, oder einmal sogar eine Geburtsanzeige. Ein Höhepunkt des Tages!

Apropos Höhepunkt: Der Orgasmus ist nicht nur für Erwachsene ein wichtiges Thema, sondern vielleicht auch von besonderem Interesse unter Jugendlichen. Um den weiblichen Orgasmus ranken sich alle möglichen Mythen. Die meisten stammen von männlichen Forschern aus dem vergangenen Jahrhundert und ihrer Sichtweise auf die weibliche Sexualität. Insbesondere der Österreicher Sigmund Freud, Begründer der Psychoanalyse, tat allen keinen Gefallen damit, dass er den klitoralen und den vaginalen Orgasmus unterschiedlich bewertete, was zu einem Mythos führte. Er war der Ansicht, dass nur unreife Frauen einen klitoralen Orgasmus hätten, einzig reife Frauen würden einen vaginalen Orgasmus bekommen. In der Folge bedeutete das: Der vaginale Orgasmus galt als der bessere, der erwachsene Orgasmus. Der klitorale Orgasmus hingegen, den Frauen zum Beispiel durch Selbstbefriedigung oder Oralsex erreichen oder indem „Hand angelegt wird", galt als der minderwertige. Und die höchste Lust, so Freud, könne – natürlich – nur durch das männliche Glied erzielt werden. Wenn Ehefrauen beim Sex mit ihren Ehemännern keinen

Orgasmus hatten, wurden sie als frigide eingestuft. Mochte es Freud damals nicht besser gewusst haben, einen Gefallen hat er den Frauen mit seinen Annahmen nicht getan. Schon gar nicht jenen, die sich gerade von einer jungen zu einer erwachsenen Frau entwickeln, dies ist ein fragiler Prozess.

Manche Frauen machen sich heute noch schier unglaubliche Gedanken, um den Grund dafür zu finden, wenn sie keinen Orgasmus bekommen, zum Beispiel: „Ich habe wohl keine Klitoris?" Oder sie denken, dass es bei ihnen „angeboren" ist, nicht kommen zu können. Sie gehen deswegen sogar mit diesem Thema zur Gynäkologin oder zum Gynäkologen, die aber meist nicht über Sexualität sprechen wollen, sich tatsächlich in diesem Bereich oft auch nicht auskennen. Es ist in der Tat sehr traurig. Viele schleppen ihre Probleme lange mit sich herum und bleiben unglücklich. Dabei kann man meist etwas dafür tun, dass es in der Sexualität besser läuft – auch mit dem Orgasmus!

In diesem Kapitel habe ich einiges zusammengeworfen, es spiegelt die Vielfalt an Themen wider, mit denen gerade junge Menschen zu tun haben. Es gibt sogar noch eine weitere Sache, die hierhergehört, damit möchte ich dieses Kapitel abschließen – die Anwendung von Potenzmitteln. Junge Männer nutzen sie immer öfter, lassen sich von ihrem Urologen Viagra oder ein anderes Potenzmittel verschreiben und denken, dass ihnen nun nichts mehr schiefgehen kann. Ja, dieser Druck, sie müssten so lange wie möglich beim Sex durchhalten, ist einfach da. Ich sage ihnen dann, dass es Fälle gibt, bei denen die Angst das Viagra blockieren kann.

Ein bisschen ist das wie bei Dumbo, dem kleinen Zirkuselefanten, und seiner Zauberfeder. In dem gleichnamigen Zeichentrickfilm bekommt er von Raben eine Zauberfeder geschenkt, damit er endlich fliegen kann. Erst traut er sich nicht, aber einer aus der Gruppe der Raben ermuntert ihn, seine Zweifel zu ignorieren: „Wenn du die Feder im Rüssel hast, kannst du augenblicklich fliegen." Da Dumbo gemobbt wird, weil er so lange Ohren hat und immer darüber stolpert, nimmt er all seinen Mut zusammen und die Feder an sich. Tatsächlich, mit ihr kann er wirklich fliegen. Und als er die Feder beim zweiten Versuch verliert, wird ihm gesagt, dass er auch ohne Feder fliegen könne. Und auch das klappt. Schubladeneffekt wird das genannt. Ähnlich funktioniert es bei Potenzmitteln und jungen Männern. Sie haben das Viagra in der Schublade liegen, nehmen es aber nicht. In der Gewissheit, die Pille ist greifbar, trauen sie sich, Sex zu haben. Der Inhalt der Schublade gibt ihnen die Sicherheit.

10 Sex, Liebe und Hormone

Sind Menschen verliebt, schütten sie, wie Sie längst schon wissen, bestimmte Hormone aus. Etwa Dopamin, das Hormon des „Haben-Wollens“. Evolutionär ist es ein sehr altes Hormon. Schon die frühen Menschen verspürten seine Wirkung, wenn sie durch die Steppe zogen und nach vielen Stunden unterwegs etwas zu essen sahen. Augenblicklich liefen sie los, wollten es sich holen. Eine ideale Einrichtung, um das Überleben zu gewährleisten.

Im Zustand des Verliebtseins will man auch etwas haben, etwas besitzen, nämlich die Person, die man begehrt. Noch ist alles gut, noch wird nicht über den Tellerrand hinausgedacht, die begehrte Person soll einfach bald wieder in der Nähe sein. Selbst der schlechteste Sex ist toll, weil man beseelt und glücklich von diesem anderen Menschen ist.

Es ist das neuronale Belohnungszentrum im Gehirn, das in diesem Rauschzustand anspringt und nach mehr verlangt. Wir empfinden Freude und Glück, weil wir von Botenstoffen wie Dopamin, dem Hauptakteuer bei diesem Prozess, geflutet werden. Das schafft ein immenses Wohlgefühl.

All unsere Süchte sind von Dopamin angetrieben. Dopamin ist dafür zuständig, dass Klientinnen zu mir sagen: „Am Anfang, als er aus der Dusche kam und das Handtuch fallen ließ, da war ich so was von scharf, und dann hat sich das geändert.“ Dieses anfänglich ausgeschüttete Dopamin ist, wie gesagt, evolutionär beabsichtigt und keine schlechte Einrichtung, denn wir sollen uns verlieben, wir sollen uns zusammentun, und wir sollen uns fortpflanzen. Dafür braucht es Dopamin. Das macht uns geil, das fühlt sich im Kopf und im Körper wahnsinnig gut an. Aber weil das auf Dauer nicht auszuhalten ist – wir würden alle mit einem Herzkasper im Krankenhaus liegen –, fällt der Dopaminspiegel irgendwann. Stattdessen kommt – wenn aus Verliebtheit Liebe wird und zwei Menschen sich darauf einlassen – das Wohlfühlen und mit ihm das Hormon Oxytocin. Damit ändert sich das Gefühl: Ich freue mich so sehr, ich bin mit jemandem zusammen und fühle mich angenommen. Das Oxytocin ist das Herzhormon, es begleitet das emotionale Empfinden, „angekommen zu sein". Es tritt eine Ruhe ein, eine Verlässlichkeit. Heimat. Das Kuschelhormon, das Herzhormon – wir brauchen es auf Dauer.

Bei Liebe haben wir ein Gefühl des Habens und beim Verliebtsein ein Gefühl des Wollens. Das war auch das Problem in der Pandemie, das Problem mit dem „Dichte-Stress": Was soll man denn noch haben wollen, wenn es die ganze Zeit vor einem sitzt? Im Gegenteil, viele waren nur noch genervt. Betroffen waren insbesondere die Menschen, die ansonsten viel im Außen agiert und schon lange nicht mehr miteinander geredet haben. Sie waren es gewohnt, sich am Freitag und Samstag mit ihren Freunden und Freundinnen in den Kneipen, Bars, Cafés oder wo auch immer zu treffen und am Sonntagmorgen vielleicht zu Hause eine Runde Sex zu haben. Das ist wie beim Stammitaliener: Man geht gern hin, kennt das Inventar, fühlt sich wohl, irgendwie ist es eine lieb gewonnene Gewohnheit geworden, genau da zu essen. Gibt es jedoch wie in der Pandemie kein Außen mehr, wird auf einmal jeden Tag am selben Tisch gesessen, hören beide zu Hause alles voneinander, etwa wie sie am Telefon ihren Assistenten lobt, während er nur angemeckert wird, entsteht dieser Dichte-Stress.

Was schließen wir daraus? Eine gewisse Raubtierentfernung ist für viele Paare besser lebbar. Für manche fühlt sich eine zwanzigjährige Beziehung wie „einmal lebenslänglich mit Sicherheitsverwahrung" an. Eine Enge, eine zu große Nähe werden als unangenehm empfunden.

Bei anderen, so meine Erfahrung, die genauso verloren schienen, sich anscheinend auch völlig auseinandergelebt hatten, entstand während des Lockdowns etwas Großartiges. Vorher gingen sie zusammen auf einen Geburtstag, aber ansonsten gab es kaum etwas Gemeinsames. In der Pandemie entwickelten sie dann ein neues Verhalten. Sie sagten sich: „Mensch, wir beide kämpfen jetzt gegen das Virus." Diese Ansage half ihnen, sich noch einmal neu zu entdecken. Corona war, was Partnerschaften betraf, demaskierend und vielschichtig. Nicht zu vergessen die Singles, die früher viel allein unterwegs waren und nun erst einmal damit fertigwerden mussten, allein in der Bude zu hocken. Insofern ist Corona auch ein Brennglas gewesen: Manche verspürten Ängste, die sie zuvor nicht gekannt hatten. Panik stieg in ihnen auf. Das machte etwas mit den Menschen – es führte zu Veränderungen, auch beim Sex. Die „Mehr-Wollenden" sagten sich: „Mensch, ist doch super, dann haben wir jetzt mehr Zeit für Sex."

Was für ein Ärgernis, wenn die begehrte Person anderer Meinung war – die Wenig-Wollenden: Grundsätzlich ängstlich, immer alles abchecken wollen, die Wäsche muss hängen, das Essen fertig sein, die Kinder müssen im Bett sein, erst dann können sie sich auf Sex einlassen – da wurde es besonders schwierig. Wenn es einem auch schon vor der Pandemie klar war, jetzt wurde es offensichtlich.

Es gibt die Menschen, die den Fuß auf dem Gas haben, die Sex haben, wenn es gerade passt; und es gibt die, die von der

Prägung her den Fuß eher auf der Bremse haben, die erst Sex haben können, wenn alles andere geordnet ist. Die einen wollen erst Sex haben, wenn es ihnen gut geht, die anderen, damit es ihnen gut geht.

Noch einmal zurück zum Dopamin – und raus aus der Pandemie: Wenn sich das Hormon verflüchtigt, stellt sich unweigerlich die Frage: Soll ich mit dem Menschen zusammenbleiben? Bei einer positiven Entscheidung geht die Beziehung langsam in die Routine über, in die Oxytocin-Phase – weil Liebe entsteht. Durch das Herz-Hormon fühlt man sich sicher und gut aufgehoben, es folgt die Zeit, in der sich das Paar meist Kinder wünscht, Lebenspläne schmiedet und im Prinzip alles in Ordnung ist. Aber schließlich folgt für viele eine Umstellung, womöglich sogar ein Dilemma. Auf der einen Seite wollen wir Menschen einen festen Anker haben, auf der einen Seite aber den hohen Wellengang, ein bisschen Neues kennenlernen, ein bisschen Fremdes, weil einen das häufig positiv sexuell antriggert.

Schlage ich abermals den Bogen zurück zu den Mehr- und den Wenig-Wollenden, zeigt sich eine gewisse Dynamik. Bei den Mehr-Wollenden steigt der Dopaminspiegel an, und die Wenig-Wollenden geraten dadurch unter Druck. Dadurch entsteht eine Schieflage, es erzeugt Stress auf beiden Seiten. Was dann häufig passiert: Das gegenseitige Berühren geht verloren, weil das Thema Sex in jeder Hinsicht vermieden wird. Niemand sagt etwas. In der Praxis fällt dann häufig auf, dass Hausaufgaben nicht gemacht werden, Berührungsübungen, die ich vorschlage, nicht mehr umgesetzt werden. Die Mehr-Wollenden möchten sich keinen Korb, keine Abfuhr holen. Die Wenig-Wollenden haben permanent ein schlechtes Gewissen, nicht so reagieren zu können, wie sie es in ihrer Vorstellung sollten.

Leider finden sich in Beziehungen meist eine mehr- und eine wenig-wollende Person. Es ist äußerst selten, dass zwei Menschen zur gleichen Zeit die gleiche Lust haben. Fakt ist, dass es bei diesen Unterschieden bei einem Paar erstaunlich schnell zu einem Stimmungstief kommt.

Sie fragen sich, was das mit meiner Arbeit zu tun hat? Die Mehr-Wollenden müssen und wollen in einer solchen Situation einen Weg finden, manchmal dann in Zusammenarbeit mit mir. Am liebsten wollen die Mehr-Wollenden erreichen, dass das Objekt der Begierde auch mehr möchte. Es kann allerdings auch sein, dass die Wenig-Wollenden dann als Antwort geradezu fordern, gar keinen Sex mehr zu haben. Da fängt nun das Verhandeln an, und dabei geht es richtig ans Eingemachte, weil in diesem Moment die Lust beziehungsweise die Unlust auf dem Tisch liegen.

Meine Aufgabe dabei könnte sein, die fördernden und hemmenden Faktoren der Lust bei den beiden zu sortieren. Die meisten zählen erst einmal eine Reihe hemmender Faktoren auf. Stress, Kinder, keine Zeit – auf der Prioritätenliste ist Sex ganz unten angesiedelt. Der Stress ist riesig, das soll auch gar nicht bezweifelt werden. Dass im 21. Jahrhundert überhaupt noch jemand Sex hat, ist für mich fast schon ein Wunder, denn alle sind überfordert, in vielfältiger Hinsicht.

Aber es gibt sie ja, die Menschen, die noch Sex haben, die Paare, die noch ganz zufrieden mit ihrem Sexleben sind. Die sitzen nicht bei mir in der Praxis. Doch was machen sie anders? Einige haben eine andere Prioritätenliste, da steht der Sex an ganz anderer Stelle, an einer guten Position. Bei ihnen sind die Steuererklärung oder der Kegelabend nicht so wichtig. Will man lieber Sex, geht man nicht zu diesen Abendveranstaltungen oder verschiebt die Steuererklärung. Und natürlich hängt die Priorisierung von Sex auch mit seiner Qualität und seinem Genuss zusammen, das ist entscheidend.

Frage ich nun die Paare, die zu mir in die Praxis gekommen sind: „Wie ist der Sex bei Ihnen?", erhalte ich oft folgende Antwort: „Na ja, es ist immer das Gleiche. 08/15." Oder: „Wir haben lang nicht zusammen geschlafen. Wann war das letzte Mal, Schatz?"

Ja, die Langeweile und die Routinen machen sich breit. Was könnte man dagegen tun? Der Sex dieser Paare müsste attraktiver werden: Sex wanting to have. Ich habe da einige Ideen und möchte zum Beispiel dann wissen: Was nehmen Sie beim Sex wahr? Was spüren Sie? Wie ist Ihre Begegnung? Ich schaue mit der Lupe auf das Paar im Bett und lasse mir öfter sogar genau beschreiben, wie der gemeinsame Sex aussieht. Wer fängt an, wer stimuliert wen, auf welche Weise? Meist lässt sich das so zusammenfassen: Er stimuliert sie an der Klitorisperle, sie kriegt einen Orgasmus, dann macht sie noch eine Viertelstunde mit, bis er fertig ist. Wie beim Italiener: Die Hauptspeisen wurden nicht zusammen serviert, aber was solls? Bei dieser Art von Sexualität: erst du, dann ich, beim nächsten Mal umgekehrt, kann doch fast nur Langeweile aufkommen. Irgendwann meldet sich das Gehirn: „Nee, darauf habe ich keinen Bock mehr! Für einen kurzen Orgasmus zwanzig Minuten abrackern? Das ist Wahnsinn!" Ja, das gibt es öfter: Sie macht den Geschlechtsverkehr mit, damit er zufrieden ist, denkt aber ab Minute drei: Oh, ich muss noch die Einkaufsliste machen, dann muss ich noch das und das erledigen ..." Sie ist nicht mehr dabei, sie kann sich nicht darauf einlassen, sie kennt jeden einzelnen Schritt, das ist so vorhersehbar. All dies ereignet sich auch mit umgekehrten Geschlechtervorzeichen.

Keineswegs meint die von mir gesuchte Verbesserung der

Sexualität des Paares, eine Kamasutra-Stellung nach der anderen nachzustellen. Vielmehr geht es mir darum, dem Paar begreiflich zu machen, wie wichtig eine wirkliche und innige Begegnung sein könnte – und gute Erregung. Also, die Fähigkeit zu besitzen, bei sich selbst zu sein und sich seinem Gegenüber mit allen Ecken und Kanten zu zeigen, auch mit schwierigeren Gefühlen. Das kann eine intensive Nähe schaffen. Dieses ist aber scheinbar für viele Menschen schwieriger, als die fünfundzwanzigste Stellung in Angriff zu nehmen. „Das muss nicht sein!", erklären sie dann. „Das ist wieder so ein Stress!" Wenn das bei einem Paar der Fall ist, liegt es häufig daran, dass in Sachen Erregung meist ein Programm abgearbeitet wird. Da befinden sich beide weit voneinander entfernt auf einer gemeinsamen, einsamen (Masturbations-)Insel. Bei der Sexualität werden sehr viele Grundbedürfnisse abgedeckt – deswegen haben die Leute doch noch Sex. Durch guten Sex, gute Körperlichkeit, gute Erregung, Zärtlichkeit wird bleibendes Oxytocin aufgebaut. Ein Engelskreis entsteht.

11 Fehlendes Stehvermögen unter den Jungen

Die Zahl der jungen Männer, die sexuelle Funktionsstörungen haben, nimmt in einem zuvor nicht gekannten Ausmaß zu. Der Grund dafür liegt oft in der Art und Weise, wie sie sich beim Solosex ihre Stimulation antrainiert haben, nämlich mit einer hohen Anspannung, genau wie in dem Beispiel von dem jungen Pornosüchtigen in Kapitel 8 beschrieben. Sie haben sich eine spezielle Machart angewöhnt, bei der alles ziemlich schnell hintereinander passiert. Das Muster findet sich auch bei älteren Männern. Anspannung ist gut, wenn darauf ein Lockerlassen erfolgt oder eine abwechselnde Dynamik zwischen beiden. Keiner kann fortwährend Work-outs ohne Pausen machen.

Junge Männer sind besonders deprimiert und am Boden zerstört, wenn es bei ihnen mit der Erektion nicht klappt oder sie zu früh kommen. Ihnen wird ja zugesprochen, dass sie in der Lage sind, immer eine Erektion zu bekommen und durchhalten zu können, zumal ihre Gefäße noch optimal funktionieren. Wir Sexologen nennen sie deshalb die jungen Wilden. Sie können oft, haben aber wenig Ausdauer.

Einer meiner Klienten, Ende zwanzig, war mit zwei Brüdern aufgewachsen. Alle drei Jungs schliefen in einem Zimmer, und mit einem von ihnen musste er sich ein Stockbett teilen. Sobald als Teenager die sexuelle Lust ins Spiel kam und mein Klient masturbieren wollte, musste alles ganz schnell und leise vonstattengehen, wenn die Brüder gerade nicht im Zimmer waren, aber jederzeit zur Tür hereinkommen konnten.

Ähnliches haben mir junge Männer erzählt, die im Internat waren und keineswegs die Aufmerksamkeit der anderen auf sich ziehen wollten, wenn sie masturbierten. Da musste es auch rasch gehen, bevor sie jemand entdeckte.

Entwickeln diese Jungen ihre Sexualität nicht über das schnelle Reiben mit angehaltenem Atem hinaus weiter, frustriert es irgendwann, wenn es jedes Mal in null Komma nichts vorüber oder die Erektion an sich bereits beim Vorspiel wackelig ist. Das enttäuscht dann auch die Partnerin oder den Partner. Doch wenn beide nicht wissen, dass die Probleme womöglich durch die Art der Erregung entstehen, dass also ein gewisses angelerntes Stimulationsmuster aus dem Solosex anscheinend gerade beim Paarsex nicht ausreicht, wird es schwierig. Es ist dann meine Aufgabe, deutlich zu machen, dass es möglich ist, etwas zu verändern. Die Klientinnen und Klienten sind darüber erst mal überrascht und dann natürlich hocherfreut!

Dabei gibt es viele Übungen dazu, die Erregung zu stoppen und neu zu starten. Wie Sie bereits wissen, selbst noch kurz vor dem Point of no Return. Die jungen Männer sollen auf diese Weise ihre Erregung spüren, also auf der Reise von der ersten Erregung bis zum Orgasmus die angeborenen Reflexe kennenlernen. Wichtig ist hier, überhaupt anzufangen und in kleinen Schritten niedrigschwellig zu trainieren. Immer mit der Langsamkeit und erst mal tief durchatmen! Es ist eine Reise von einem Reflex zum nächsten (denken Sie an die Fahrt nach Kiel über die Autobahn oder über die Dörfer), die man immer wieder anders gestalten beziehungsweise regulieren kann. Am besten zunächst allein üben. Die Männer, die diese Reise antraten, haben (unter anderem über die bewusste Atmung) die

Möglichkeit, zu erfahren, zu spüren, wann der Point of no Return gegeben ist, bei dem sie sich nicht mehr zurückhalten können. So merken sie, wann es günstig ist, zwischendurch innezuhalten und herausfinden, wohin die Reise geht.

Wenn das Ejakulat schon aus dem samenlagernden Nebenhoden hochgestoßen wird, ist es zu spät für die Stopps. Das Ganze, wie hier beschrieben, geht, ohne den Penis „zusammenzukneifen" („Squeeze-Technik"), wie es einst das berühmte Paar William H. Masters und Virginia E. Johnson angepriesen hat. Beide absolvierten in den Fünfziger- und Sechzigerjahren des vorigen Jahrhunderts in den USA sexualwissenschaftliche Pionierarbeit. Anders gesagt: Das „Squeezen" wäre keine positive Übungssituation, auch wenn es heute von Urologen noch empfohlen wird – als wörtlich „eigenmächtige Handhabe". Wie war das noch mal? Wenn etwas nicht schön und positiv ist? Dann lehnt es das Gehirn meist ab, dass wir da mitmachen. Ich empfehle deshalb kein „Squeezen", sondern ein Bewusstwerden darüber, wie der eigene Körper beim Sex und in der Erregung eingesetzt wird. Das hat rosigere Zukunftsaussichten!

Einer meiner Klienten, ein Student der Ingenieurwissenschaft, war Anfang zwanzig, als er, völlig am Ende, bei mir auftauchte. Die Situation, die zu dem Desaster geführt hatte, war neu für ihn: Nach sechs Jahren Pornografie und Tausenden von Hopp-Entladungen hatte er versucht, mit einer Frau zu schlafen. Da er es jedoch gar nicht kannte, sich an einem weichen Gegenüber zu erregen, und nie erfahren hatte, was eine begehrenswerte Frau mit ihm machen konnte, er nur seine anpackende, stille, harte Hand kannte, die die ganze Arbeit machte, auch von Berührungen und Bewegungen keine Ahnung hatte, war er so gestresst gewesen, dass sich bei ihm genital rein gar nichts tat.

Der Student hatte sowieso nicht das Gefühl gehabt, ein cooler Typ zu sein. Von seiner Biografie und seinem Elternhaus her hatte ihn niemand in seiner Männlichkeit bestätigt. Im Gegenteil, er solle sich zurückhalten, und Solosex wurde für nicht gut befunden. Seine erotische Kompetenz war minimal, da er auch keine großartigen Fantasien hatte, durch die er Erregung auslösen konnte (abgesehen von Pornos).

Sein Lernen bestand nun darin, zu erkennen, dass ein Gegenüber über ein hohes erotisches Potenzial verfügt, er Sexualität nicht mehr mit dem Gefühl, der große Bringer zu sein, ausleben musste. Der Student, ein sehr sportlicher Typ, war niemals auf die Idee gekommen, es beim Sex mit einer Partnerin einmal langsam angehen zu lassen, mit Küssen und Streicheln. Es ist die ewig gleiche Geschichte: Er war nur im Sympathikus unterwegs, also im Stressmodus, und keinen Moment im Parasympathikus, der beruhigenden Seite des Nervensystems. So stand alles gegen ihn, sein Körper streikte.

Sein eigener erster Lösungsversuch war gewesen, sich bei seinem Onkel, der eine Apotheke besaß, ein Potenzmittel zu besorgen. Aber auch mit PDF-5-Hemmern gelang ihm keine Erektion.

Als er bei mir ankam, hatte er große Sorgen gehabt, dass er nie wieder mit einer Frau schlafen könne, dass alles zu spät sei. Unbedingt wollte er in seiner Hoffnungslosigkeit die von mir vorgeschlagenen Übungen machen, nie wieder wollte er ein solches Fiasko erleben, er schämte sich so sehr. Zusammen spielten wir das ganze Szenario, also das Zusammensein mit einer Frau, immer und immer wieder durch: was sie, was er machen könnte, damit sie zusammen einen Weg fanden.

Erst einmal veränderte er sein Verhalten, wenn er von der Uni heimkehrte. Statt sich an den Laptop zu setzen, fing er an, drei bis vier Mal in der Woche auf den Sportplatz zu gehen. Wir hatten vereinbart, dass er Solosex weiterhin praktizieren sollte, jedoch unter anderen Vorzeichen, zum Beispiel anderen Berührungstechniken und neuen Erregungsquellen, bedeutete, auch keinen Porno mehr anzuschauen.

Früher hat es wie folgt ausgesehen: Wenn er abends von der Uni nach Hause kam, klappte er mehr oder weniger sofort seinen Laptop auf, um sich zur Entspannung einen „runterzuholen“. Er hatte das ganz klassisch gemacht, mit der Hand und unter großem Druck, hatte dabei auf einem Stuhl gesessen, und der gesamte Körper war angespannt. Erotik ist etwas anderes!

Nun riet ich ihm, damit zu warten und sich stattdessen erst einmal den ganzen Körper einzucremen, um die Wahrnehmung für sich selbst zu entwickeln und auch um neue erotische Nutzflächen zu entdecken. Ich empfahl ihm, dies mindestens zwei bis drei Mal in der Woche zu machen.

Als nächste Übung bat ich ihn, sich morgens beim Wachwerden und abends vor dem Einschlafen erst einmal um sein Genital zu kümmern und die ganze Handfläche darauf zu legen, um so den Kontakt aufzunehmen und zu intensivieren. Es ging dabei um das Be*greifen* des Körpers. Das Taktile kommt auch im Gehirn an und legt die Grundlage dafür, dass sich entsprechende Fähigkeiten ausbilden können. Relativ schnell haben wir drittens angefangen, in der Praxis über den Beckenboden und die Beckenbewegungen zu sprechen, auch diesbezüglich Übungen zu machen. Er sollte spüren, dass Kraft und Genuss aus der Beckengegend kommen. Dadurch fühlte er sich sicherer, und bald war es ihm möglich, seine Erektion zu steuern und zu halten. Ein völlig anderes Gefühl, das er noch nie erlebt hatte, entstand – er empfand sich nicht mehr als ausgeliefert. Mein

Klient bekam dazu noch eine Ahnung davon, wie Lust durch den gesamten Körper fließen kann, sodass sie an jedem einzelnen Körperteil angeklickt werden kann. So konnte der Genuss gesteigert werden, und es kam nach und nach Ruhe in sein angespanntes Körpersystem – auch beim Sex. Er hatte schließlich das Gefühl, ins, wie wir sagen, *Fluide* gekommen zu sein.

Da er mit all diesen neuen Fähigkeiten etwas erreichen wollte, nämlich Sex mit einer Partnerin, folgte eine Übung, mit der er zu Hause immer dichter an die Realität herankommen sollte. Dazu sollte er die stimulierende Hand mit Mandelöl einreiben, die Hand zur lockeren Faust formen und langsam in diese hineinpenetrieren, also nicht die Hand bewegen, sondern das Becken. So konnte sich der Penis in Analogie an eine feuchte Vagina gewöhnen, sozusagen ein Echtzeiterlebnis. Ein Ablauf, der für ihn den Erfolg brachte.

Gab es zwischendurch mal einen kleinen Hänger, wusste er, dass er seine Bewegung abwandeln, anders ein- und ausatmen oder innehalten musste, dann würde seine Erregung schon wieder in die Höhe schießen – aber erst übers Ziel gehen, wenn er das wollte.

Da er kurz vor dem Examen stand, riet ich ihm, erst einmal die Prüfungen hinter sich zu bringen, danach würden wir weitermachen. Da er äußerst sensibel war, brauchte er einen freien Kopf, um sich konzentriert der Sexualität zu widmen. Und nach seinem Bachelor ging es tatsächlich weiter. Er übte und übte – und bekam es hin. Seine Männlichkeit wurde gestärkt, ganz ohne Pille, ganz im Bewusstsein, dass dieser keinen Schaden zugefügt wird, wenn es im Bett auch einmal nicht so gut funktionierte. Zum Ende der Therapie hin machten wir eine Art Trauerarbeit, verabschiedeten uns von seiner früheren Form der Körperlichkeit, im Sinne von: Ich habe mir was Ungutes beigebracht, und selbst wenn mein Körper dabei mitgespielt hat, war es kontraproduktiv.

Und noch besser, ich bekam einen unerwarteten Anruf: Ich stand gerade beim Bäcker in der Schlange, und ebendieser Klient rief geradezu euphorisch durchs Telefon: „Frau Hinrichs, Sie haben mein Leben gerettet, ich hatte in der letzten Woche drei Mal täglich Sex ohne Probleme."

Eine letzte Sache möchte ich noch erwähnen. Wenn jemand mit einer Erektionsstörung (oder mit dem Problem des zu frühen Höhepunkts) in die Praxis kommt, komme ich meist nicht darum herum, auch die Paarbeziehung anzuschauen, wenn es sie gibt.

Hier kommt ein Beispiel. Vor einiger Zeit hatte ich einen achtundzwanzigjährigen Klienten, der mit seiner Freundin zusammenlebte, die ihm zu verstehen gegeben hatte, dass sie sich Kinder wünschte. Der Wunsch, so der Klient, wurde von ihr immer deutlicher geäußert. Er hatte zwar schon darüber nachgedacht, selbst Kinder haben zu wollen, fühle sich aber dafür momentan noch zu jung. Auf Nachfrage meinerseits erzählte er weiter, dass sie erst knapp zwei Jahre zusammen wären. Er war aber nicht in der Praxis erschienen, um mit mir seine Familienplanung zu diskutieren. Es gab ein anderes Problem: Seit die Freundin ihren Kinderwunsch auf den Tisch gelegt hatte, konnte er nicht mehr mit ihr schlafen, sein Penis wurde nicht mehr steif.

Mein erster Gedanke dazu: Der Klient hatte Probleme mit der Erektion, weil er in die Vermeidung gegangen war. So war es dann auch. Gleich im ersten Gespräch erklärte er mir, dass er seiner Lebensgefährtin nie klipp und klar gesagt hätte, dass er zu diesem Zeitpunkt keine Kinder wolle, das hätte eine Auseinandersetzung nach sich geführt, die er umgehen wollte. Er hätte ihr dann sagen müssen, dass er zu diesem Zeitpunkt in seinem Leben keine weitere Verantwortung überschauen konnte. Er wusste nicht einmal, ob er überhaupt jemals Verantwortung für Kinder übernehmen wollte. Hätte er das deutlich gesagt, so seine Befürchtung, wäre sie womöglich aus der Beziehung ausgestiegen und hätte die Koffer gepackt. Und verlieren wollte er seine Freundin nicht – ihr gegenüber nicht ganz fair –, aber der Deckel wurde zugemacht, wie man es auch bildlich formulieren könnte. Für ihn fühlte es sich jedoch so an, dass ihm seine Freundin sexuell nicht mehr attraktiv erschien. Dieser Klient blieb offensichtlich (unbewusst!) lieber in seiner Erektionsunfähigkeit, als sich mit der Thematik auseinanderzusetzen – ohne Geschlechtsverkehr war er wenigstens nicht fähig, Kinder zu zeugen, es konnte ja sein, dass die Freundin die Antibabypille ohne sein Wissen absetzte. Er fühlte sich unsicher und vertraute seiner Freundin nicht mehr, obwohl sie doch ganz ehrlich gewesen war. Er wollte es lieber darauf ankommen lassen, dass sie irgendwann mit dem Kinderwunsch aufhörte, wenn er nicht weiter darauf einging. Ich konnte mir nicht vorstellen, dass die Freundin sein Verhalten über längere Zeit akzeptieren würde. So kam es dann auch, wie er mir in der Folgesession berichtete. Danach kam er nicht mehr.

12 Sie wollen keinen Analsex?

Analsex – das Einführen des Penis in den Anus – wurde wahrscheinlich schon von Beginn der Menschheit an praktiziert, bei prähistorischen Kulturen ist er jedenfalls bekannt, auf antiken griechischen Vasen abgebildet, und auch die Wikinger haben ihn nicht verschmäht. Einst ging man davon aus – weil man es wohl so wollte (homofeindliche Klischees lassen grüßen) –, dass nur Homosexuelle Analverkehr haben würden, was aber nicht stimmt. Weder mag jeder Homosexuelle Analverkehr, geschweige denn hat ihn, noch müssen Heteros darauf verzichten, wenn sie ihn gern haben wollen.

Gerade jüngere Paare (hier heterosexuell gemeint) haben mittlerweile diese Sexualpraktik für sich entdeckt, nicht zuletzt durch die Pornos, die diese Variante öfter zeigen. Das Thema ist dennoch ein Streitthema in meiner Praxis. Ein Partner will, ja, meist der Mann, und die Frau eben nicht.

„Bist du wahnsinnig?! Schon allein beim Gedanken stellen sich bei mir die Nackenhaare auf." Ihre Empörung kann mit großer Scham verbunden sein, für sie ist eine solche Praktik ein No-Go.

Es scheiden sich also die Geister. Für viele ist der Anus auch eine neue sexuelle Erfahrung wert, sie sind neugierig darauf und erwarten einen erhöhten Lustgewinn. Die anderen haben eine große Hemmschwelle, finden Analerotik ekelerregend, der After hat für sie eine einzige Funktion, nämlich die der Ausscheidungen und nicht der Ausschweifungen. Dabei ist die Furcht vor Fäkalien meist unbegründet, denn in den zehn bis fünfzehn Zentimetern, in die der Penis vordringt, ist eigentlich alles leer. Dort befindet sich kein Aufbewahrungsbecken für Kot, der tiefer im Darm gehalten wird.

Auch mittelalte Paare, die schon länger verheiratet sind und nun wahrgenommen haben, dass Analverkehr nicht nur zur homosexuellen Szene gehört, sondern irgendwie im Trend liegt, möchten es einmal versuchen und denken, das gehört zur Sexualität dazu. Die Experimentierfreudigen sind, wie schon erwähnt, auch in dieser Altersgruppe größtenteils die Männer. Für viele Männer hat diese Sexualpraktik etwas Verruchtes, auch ein bisschen was Verbotenes – und das macht an.

Die Jüngeren wollen Analsex, weil sie ihn in den Pornos gesehen haben. Dort funktioniert es, als wäre der Anus offen wie eine Vagina. Sie wissen dabei aber wahrscheinlich nicht, dass die Pornodarsteller in der Regel Medikamente nehmen, damit es bei ihnen ohne längere Vorbereitung losgehen kann, die aber nötig wäre, weil der Anus ein Schließmuskel ist. Junge Mädchen sitzen dann vor mir, gestehen, dass es bei ihnen nicht so einfach ist wie in den Pornofilmen dargestellt, es würde wehtun. Sehr wehtun. Sie haben Sorge, dass der Freund es wieder versuchen möchte. Er möchte.

Analverkehr braucht, nach meiner Erfahrung, so gut wie immer Aufklärung. Warum erfordert Analsex so viel Geduld? Die anfänglichen Bewegungen sollten wie beim Geschlechtsverkehr sehr langsam und zärtlich sein, Stück für Stück sollte der Partner beim Eindringen vorgehen und immer wieder verharren. Am besten sollte ohnehin mit einigen Fingern erst alles vorbereitet und weich gemacht werden. Lieber auch mit einigen Fingern eindringen, bevor es mit dem Penis weitergeht. Der Schließmuskel braucht einfach seine Zeit, um sich auszudehnen, wie Sie schon wissen. Unabdingbar ist ein Gleitgel.

Entscheidend bei Analsex ist, wie bei allen Praktiken, die den Enddarm mit einbeziehen, die Technik. So kann man die Gegend um den Schließmuskel auch nur streicheln oder sie mit der Zunge lecken. Wie erwähnt, für viele ist dieser Bereich eine erogene Zone mit vielen empfindlichen Nervenzellen (hierbei kann man sogar eine Parallele zu den Lippen ziehen), und er ist stark durchblutet.

Sind alle Ängste angesprochen und potenziell auch aus dem Weg geräumt, bleibt dennoch die Tatsache, dass sich beide fortwährend wohlfühlen sollten, wenn sie Analsex haben.

Wichtig zu wissen ist, dass der Schließmuskel ebenfalls ein lernfähiger Muskel ist. Eigentlich ist er nicht darauf vorbereitet, etwas aufzunehmen, sondern eher dafür, etwas abzugeben – und tatsächlich ist er vor allem darauf trainiert zuzumachen, wenn etwas unerwartet hineinmöchte. Um ihn an Neues zu gewöhnen, ist das langsame Herantasten, wie soeben beschrieben, wie die Aufwärmphase beim Sport zu betrachten, wie ein Warm-up. Dazu gehört unbedingt ein Massieren rund um die Afterrosette.

Ist dieser Schritt getan, kommt ein weiterer hinzu, wie schon angedeutet: einen oder vielleicht zwei Finger in den Anus einführen. Wer das nicht mag, kann sich zur Vorbereitung für den Analverkehr Analplugs besorgen, auch *Buttplugs* genannt. Sie sind meist kegelförmig, aus Glas, Edelstahl oder Silikon und lockern den Anus (kennt wohl seit *50 Shades of Grey* fast jeder). Das obere Ende ist schmaler, zur Mitte hin verdicken sie sich und schließen mit einem breiten unteren Ende ab, das den Anus bedeckt – das breite Ende soll verhindern, dass ein Analplug vom Anus ganz aufgenommen wird. Auch hier heißt es, langsam vorgehen, stets unter Benutzung von sehr viel Gleitmittel. Man kann sich zwischen verschiedenen Gelen entscheiden, manche sind silikonbasiert, andere wasserbasiert, wieder andere ölbasiert. Es gibt auch Hybrid-Gele, die überwiegend aus Wasser mit einem kleinen Anteil Silikon bestehen und als besonders glitschig gelten. Im Prinzip gilt es herauszufinden, welches Gel am besten vertragen wird – ohne geht es nicht.

Bei alldem kann es ausgesprochen helfen, wenn Sie sich mit Atemtechniken gut auskennen. Hier ein Beispiel dafür, wie es gemacht werden kann: Atmen Sie ein und zählen Sie bis vier, anschließend halten Sie die Luft eine Weile an und zählen innerlich bis sechs, bis Sie ausatmen. Beim Ausatmen kann Ihr Partner dann einen Analplug oder einen Finger, zum Beispiel den Daumen, da er weniger spitz ist, in den Anus hineinschieben. Danach sollte wieder etwas gewartet werden, bis es weitergeht. In dieser Zeit können Sie ruhig weiteratmen. Das Ganze muss wirklich ein bisschen geübt werden. Von größeren Stößen ist bitte abzusehen, überhaupt von zu heftigen Bewegungen.

Empfehlen würde ich, bei Analsex immer ein Kondom zu benutzen, denn da die Wände des Enddarms stark durchblutet und leicht verletzlich sind, kann schnell etwas einreißen. Das Kondom schützt davor, aber auch gegen Sexkrankheiten. Beim Analsex besteht eine größere Gefahr, sich etwas einzufangen, als beim Vaginalsex. Besonders wenn jemand Sex mit mehreren wechselnden Personen hat.

Mehrfach fragten mich Frauen, die ich gerade zum Analsex aufgeklärt hatte und die nun tatsächlich diese Praktik in Erwägung zogen: „Und wie sieht es mit dem Genuss aus? Ich meine, wenn schon auf so viele Dinge zu achten ist, dann will ich auch etwas davon haben, oder?“

Das ist jedes Mal eine schwierige Frage, die Antwort kann nur abgewogen werden: „Das mit dem Genuss ist so eine Sache“, erkläre ich dann vorsichtig. „Der Genuss kann an der Grenze zu Schmerz liegen. Aber denken Sie daran, dass Sie zusammen etwas Neues ausprobieren, was wiederum für sich allein genommen ein großer Reiz sein kann."

„Aber kann man dabei einen Orgasmus haben?"

„Sogar ganz herrliche, weil eben die ganze Fläche in diesem Bereich so gut durchblutet ist. Wunderbare Gefühle können dabei empfunden werden", lasse ich sie wissen.

„Da haben Sie aber nur die Männer im Sinn, oder?"

Ja, immer wieder scheint es bei diesem Thema um *seinen* Genuss zu gehen. Es kann aber definitiv auch um *ihren* gehen. Zum Beispiel kann sie beim Analsex selbst „Hand anlegen" und ihre Klitorisperle stimulieren. Die Orgasmen können dann manchmal besonders intensiv sein, so anal ausgefüllt. „Ich finde, jeder Mann, der sich Analsex wünscht, sollte es erst einmal selbst probieren – bei sich!", meinen einige Frauen.

O ja. Es gibt sowieso Frauen, die sich einen *Strap-on* umschnallen, das ist eine Art Dildo, der um die Hüfte getragen wird. Den benutzen sie bei ihren Männern, die anal penetriert werden wollen. Die Männer mögen es, wie dadurch ihre Prostata stimuliert wird.

Wieder muss ich klar sagen, die Wunderformel lautet: „Langsam, zärtlich und eine unbedingte Zusammenarbeit. Die Eindringtiefe, die Intensität sollten Sie zusammen gestalten. Ebenso die Stellung, bei der ein Paar sagt, damit können wir anfangen."

„Können Sie eine Stellung empfehlen?"

„Man könnte langsam mit der Löffelchenstellung anfangen, bei der die Beine nach oben gebracht werden, damit die sogenannte S-Kurve im Darm, die etwas hinderlich ist, auf diese Weise begradigt wird. Probieren Sie das mal aus."

Ist das die Einsteigerstellung, können noch weitere ausprobiert werden, etwa die Reiter- oder die Hündchenstellung. Bei der Missionarsstellung sind sie Beine der empfangenden Person wiederum auf den Schultern zu „deponieren" – man kann hier viel herumexperimentieren, je nach Behändigkeit und Beweglichkeit, je nach Lust und Laune.

„Und was ich jeder Frau empfehlen würde", füge ich hinzu, „ist, eine Hand immer hinten zu haben, zwischen ihrem eigenen Hintern und seinem Becken, damit man bei der Penetration sofort den anderen wegdrücken kann, wenn es zu tief geht und es unangenehm wird. Die Zusammenarbeit beruht auf Vertrauen, und wenn beides gewährleistet ist, kann das zu einer wirklich großen Erregung führen. Doch wenn die Schmerzen bleiben, sollten Sie wirklich Stopp! sagen. Und denken Sie unbedingt daran: In der Erregung ist die Schmerzempfindlichkeit einfach nicht so groß. Es kann also sein, dass Sie etwas (in Ihrer großen Lust) mitmachen und erst danach spüren, dass es ganz schön heftig war."

Erwähnen sollte ich noch, dass von einer Art Poolbillard abgesehen werden sollte, also erst den Anus zu penetrieren und dann die Vagina. Von diesem Hin und Her ist wegen der unterschiedlichen Bakterien in den jeweiligen Bereichen abzuraten – wer will sich schon eine Infektion dabei einhandeln? Sowieso gilt, sich nach dem Analverkehr immer gründlich zu waschen.

Haben sich meine Klienten und Klientinnen all diese Zusammenhänge über Analsex angehört, und jemand meint weiterhin: „Nee, das ist einfach nicht meins. Das will ich nicht!", ist das vom Partner oder der Partnerin zu respektieren. Ich habe Paare gehabt, die es ausprobiert haben und mir hinterher erklärten, dass sie es nicht so gut gefunden hätten. Das ist auch in Ordnung. Immerhin lauerten danach keine Wünsche mehr in dem Partner, keine Fantasien, die womöglich erfüllt werden sollen. Der Kopf hat dann einen Haken hinter „Analverkehr" gemacht und arbeitet damit nicht in Gedanken weiter. Bei der nächsten sexuellen Krise kann dieser Wunsch nicht mehr hervorgebracht werden. Daran kann es also nicht hapern.

Analsex ist eine weitere erotische Spielart, denn schon immer waren Menschen neugierig, wie es ist, in alle möglichen Öffnungen etwas hineinzustecken. Deswegen ist es mir wichtig, da ein bisschen Licht ins Dunkel zu bringen.

13 Dreißigjährige: Stressige Zeiten und erogene Zonen

Ich wuchs noch in einer Zeit auf, in der viele dachten, sie würden um die sechzig Jahre alt werden und „Altsein“ beginne ab etwa vierzig. Heute wissen wir, dass wir zwanzig bis dreißig Jahre dazuzählen können, und das macht eine Menge mit uns. Die heute Vierzigjährigen fühlen sich in der Blüte ihrer Zeit, und über Sechzigjährige machen im Urlaub ihren ersten Tauchschein, Achtzigjährige suchen sexualtherapeutische Praxen auf, weil sie endlich lernen wollen, ihre Sexualität zu genießen – mit dem Kurschatten, den sie gerade kennengelernt haben, vielleicht sogar mit dem Herzchen aus dem Online-Dating. Es ist überall ordentlich was los, wenn es um das Thema Sex geht. Wer heute dreißig Jahre alt ist, hat noch lange nicht das Gefühl, sich in irgendeiner Weise beeilen zu müssen. Daraus sind viele neue „Persönlichkeiten“ entstanden, die ihr Leben anders leben, als die meisten es früher getan hätten – mit Auswirkungen in ihre Beziehungsangelegenheiten, bis tief in die Sexualität hinein. Unter den heute Dreißigjährigen gibt es zum Beispiel die Männer, die gern noch viel länger „Jungs“ bleiben wollen, die es scheinbar geradezu ablehnen, erwachsen zu werden. Viele wohnen noch bei ihren Eltern. Das Leben neu ordnen? Nein, auf keinen Fall! Es gibt die jungen Frauen, die vorerst Karriere machen wollen, sie nehmen sich heute das Recht dazu, und die Babys, die sie noch haben wollen, werden weit in die Zukunft geschossen – inklusive eingelagerte Eizellen, die jahrelang im Trockeneis liegen. Diese Frauen wohnen meist nicht bei ihren Eltern.

Es gibt darunter aber auch die Männer, die sich nichts sehnlicher wünschen, als Familienväter zu werden, die davon träumen (und es dann auch tun), die Kinder in die Kita zu bringen und später vor der Schule abzusetzen, die an Samstagvormittagen auf den Markt gehen, um bei Biobauern für die Familie einzukaufen. Anderen Männern wird, genau wie den erwähnten Frauen, bei dem Gedanken, eine Familie zu gründen, eher mulmig zumute, sie haben einzig und allein ihre Karriere im Blick, wollen im Leben ankommen. Wieder andere fühlen sich in diesem Alter zum ersten Mal in ihrem Leben richtig orientierungslos. Durch ein langes Studium und endlose Diskussionen in Wohngemeinschaften war ihnen vorher nicht aufgefallen, dass sie offenbar einen großen Bogen um die Leistungsgesellschaft gemacht haben. Das können sie aber nicht mehr völlig ignorieren, denn um sie herum verändert sich das Umfeld, und sie stellen fest, dass die Jahre des Herumprobierens und des Experimentierens wohl langsam vorbeigehen – sie müssen Einnahmen generieren. Jeder und jede weiß offensichtlich, was man sich für sich selbst wünscht – und im besten Fall kann er oder sie es auch für sich formulieren. Viele sind selbstbewusst genug, um klare Ansagen zu machen, auch beim Sex, denn sie haben zuvor viele Erfahrungen gemacht und sich zu sexuellen Persönlichkeiten entwickelt. Viele Frauen in ihren Dreißigern haben sexuell dazugelernt und ein stärkeres und besseres Körperbewusstsein entwickelt. Sie wissen, wie und wodurch sie Lust empfinden können, was Berührungen und Gedanken in ihnen auszulösen vermögen. Beste Aussichten, oder?

Sind die körperlichen und seelischen Voraussetzungen für lustvollen Sex in den Dreißigern aber perfekt, so bremst es, dass das Leben nun sowohl bei Männern als auch bei Frauen generell immer stressiger wird. Wenn es also heißt, dass Frauen zwischen Anfang und Ende dreißig den Höhepunkt ihres Lustempfindens erleben, so trifft das in der Realität nur bedingt zu – der Alltag mit den ganzen Sorgen nimmt einen großen Platz ein, und dieser Gipfel der Lust sollte bei den Frauen wohl eher in die Vierziger oder Fünfziger gerückt werden.

Ähnlich sieht es bei den Männern mit dem Stress aus. Durch die enormen Ansprüche, die heute in unserer Gesellschaft an alle gestellt werden, verlieren viele den Kontakt zu sich selbst. Statt an grandiose Nächte mit heißem Sex zu denken, fragen sie sich, was zu tun ist, um diesen oder jenen Schritt auf der Karriereleiter zu erklimmen, wie es möglich werden könnte, Kinder – die Familienplanung wird in Angriff genommen –, Job und auch die Hobbys unter einen Hut zu bringen, ohne den beruflichen Anschluss zu verlieren. Und sind schon Kinder da, verschieben sich die Prioritäten, vieles dreht sich um Windeln und Kindererziehung. Bei so vielen Überlegungen und Anforderungen leidet unser erotisches Verlangen über kurz oder lang. Im Bett wird es ruhiger, Schlaf ist wichtiger. Sex verliert in solchen Konstellationen an Stellenwert.

Stress, der den Alltag beherrscht, hat auch einen körperlichen Hintergrund, denn er sorgt für die Ausschüttung von Stresshormonen, unter anderem Adrenalin und Cortisol. Besonders Cortisol rückt dann in den Vordergrund. Kein anderes Hormon ist so mächtig und vielseitig – womöglich ist die vom Cortisol gesteuerte Stressreaktion die wichtigste Anpassungsleitung unseres Gehirns überhaupt. Das Cortisol wird bei Stress aus der Nebennierenrinde ausgeschüttet, von dort aus dockt es an Proteinen an und mobilisiert Muskeln, Knochen und Fettgewebe. Nährstoffe werden freigesetzt, um im Blut als Energielieferanten bereitzustehen. Blutdruck und Pulsfrequenz werden erhöht, gleichzeitig wird zur Steigerung des Sauerstofftransports die Zahl der roten Blutkörperchen vermehrt. Sämtliche anderen Körperprozesse, die nichts mit der akuten Lebenssicherung zu tun haben, wie Immunsystem, Muskelaufbau oder Sexualität, werden im Gegenzug zum Ausgleich auf Sparflamme geschaltet. Auch zu viel Adrenalin kann Gift für eine Erektion sein. Gerade bei einer neuen Partnerschaft können vor Aufregung zu viele Stresshormone ausgeschüttet werden, und schon geht gar nichts mehr.

Durch Dauerstress, durch Überforderung wird in unserem Gehirn irgendwann die Informationsspeicherung beeinflusst, und der Körper produziert weniger Sexualhormone. Erst Sparflamme, und dann geht das Feuer aus. Ein Teufelskreis entsteht, denn ein unerfülltes Sexleben kann wiederum neuen Stress produzieren.

Größere Probleme können in dieser Zeit auch Paare ohne Kinder, die jedoch schon länger zusammen sind, bekommen. Menschen in langjährigen Beziehungen sind oft irritiert, dass sich ihre Partnerschaft verändert, und ebenso ihre Erotik. Wenn Alltag und Routinen mehr Platz einnehmen, werden Leidenschaft und Lust verdrängt – ganz ohne Kinder. Viele solcher Paare kämpfen mit einer Sexflaute, nach dem Motto: „**D**ouble **in**come, **no s**ex" (DINOS; auf Deutsch Doppelverdienende ohne Sex). Das ist nichts Ungewöhnliches. Keineswegs ist es damit gleichzusetzen, dass die Partnerin oder der Partner weniger geliebt wird. Nur zu einem Dauerzustand sollte es nicht werden, in einem solchen Fall sollte schon etwas unternommen werden. Wenn ein Paar aber nur einmal im Monat miteinander schläft und beide damit zufrieden sind, kann von einem Beziehungsproblem nicht die Rede sein.

Es ist also nicht so, dass der Sex bis zu den Wechseljahren – die auch Männer haben – gleich bleibt. Er ändert sich in jedem Lebensjahrzehnt, und nach der Menopause/Andropause eben noch einmal mehr.

Was fast immer vergessen wird, aber wissenschaftlich erwiesen ist: Bei allen Menschen sinkt der Testosteronspiegel bereits in den Zwanzigern – und Testosteron ist mitverantwortlich für unsere sexuelle Lust. Wobei: Nicht jeder Mann, der einen hohen Testosteronspiegel hat, hat auch eine besonders ausgeprägte Libido und umgekehrt. Da kommen wieder die Umweltfaktoren und der Lifestyle ins Spiel sowie die Komplexität von Hormonen und deren Wirkung. Körperliche Aktivität und positiver Stress können beispielsweise die Lust anstacheln, hemmend wirken neben dem üblichen Alltagswahnsinn in jedem Fall Bewegungsmangel, Übergewicht und eine schlechte Ernährung.

Langsam kristallisiert sich in dieser Lebensphase um die dreißig heraus, dass, wer noch ein gutes Sexleben haben möchte, sich in irgendeiner Weise darüber Gedanken machen sollte. Ja, Gedanken. Worüber? Unter anderem könnte man beginnen, über die eigene Sexualität nachzudenken. Wie sieht die eigene sexuelle Entwicklung aus, auf welche Erfahrungen lässt sich zurückblicken? Worauf stehe ich? Was habe ich meinem Partner oder der Partnerin noch nicht gesagt? Gibt es körperliche Dinge, die ich, im Sinne einer erwachsenen Erotik, noch herauskitzeln könnte? Wo sind meine Stellschrauben? Worum es mir geht, könnte man hier in einer Frage zusammenfassen. Eigentlich müsste ich alle Klienten und Klientinnen fragen: „Wie sieht Ihr erotisches Profil aus?“

Dabei könnte es erst einmal um den eigenen Körper gehen. Vorweg: Unsere Haut ist das größte Organ des Körpers, und wir möchten nichts lieber, als dass sie berührt wird, es ist geradezu lebenswichtig. Werden wir berührt oder gestreichelt, werden Nervenzellen erregt und damit Signale ausgelöst, die zum Gehirn weitergeleitet werden.

Die ersten Berührungserfahrungen beginnen bereits im Mutterleib, wo der Säugling den eigenen Körper zu spüren beginnt, wenn er wächst und der Platz immer weniger wird. Das legt den Grundstein für die Wahrnehmung des eigenen Körpers. Studien über sehr früh Geborene zeigen beispielsweise, wie ihnen bestimmte Wahrnehmungen fehlen, wenn sie auf die Welt kamen, bevor es im Uterus „eng genug" wurde, um „druckvollere Berührungen" zu spüren. Das kann zu Problemen führen, weil später im Leben bestimmte Arten von Körperkontakt mit anderem als „zu viel" oder als „unangenehm" erlebt werden. Da kann es nötig sein, diese Berührungen zu üben, um ein breiteres Spektrum zu entwickeln.

Generell geht es nach der Geburt mit dem körperlichen Lernen weiter. Der Säugling *erfährt* wörtlich den eigenen Körper, schnell werden die Empfindungen mit Lust oder Unlust verknüpft. Es legt die Grundlage für jeglichen späteren Körperkontakt mit anderen und auch für den Kontakt mit dem eigenen Körper. Denken Sie bloß an die vielfach erwähnte „Intimsphäre", die wir alle innehaben: „Komm mir nicht zu nahe!" Oder der genauso bekannte „soziale Abstand". Die meisten Menschen spüren, wie nahe sie andere lassen mögen – oder eben nicht. Nach und nach entstehen bei Menschen so oder so umfassende körperliche Skripte, die später direkt in die Sexualität reichen oder sie mitfärben. Irgendwann haben wir unsere erotischen Vorlieben und unser Bindungsverhalten.

Die erotischen Vorlieben bilden ein Kapitel für sich. Manchmal sind sie wie Booster-Punkte, die uns in den sexuellen siebten Himmel schicken. Diese Booster können sich im Laufe des Lebens ein wenig verändern, sind jedoch alle sehr individuell. Der eine flippt aus, wenn er hinter dem Ohr geleckt wird, eine andere findet wunderbar, wenn sie zwischen den Oberschenkeln mit der Zunge berührt wird. Wird das oft wiederholt, verankert es sich anders im Gehirn als etwas, das man nur einmal erlebt hat. Bei Wiederholungen stellen die Nervenzellen Verbindungen her, die man sich wie ein Rohrleitungssystem vorstellen kann, und damit dieses System funktioniert, gibt es Schaltstellen, sogenannte Synapsen, die förmlich sprießen, wenn man etwas mit Freude und Hingabe macht. So wird ein elektrisches oder chemisches Signal von einer Nervenzelle zur nächsten weitergetragen, und Emotionen (oder Handlungen) werden ausgelöst. Wir können diese Systeme im Gehirn mit sexueller Erregung geradezu verwöhnen, aber eben auch unsere Booster völlig unbeabsichtigt verändern, wenn wir sie zu lange außer Acht lassen. Was früher eine besondere erogene Zone war, kann über die Jahre verloren gehen, weil die Synapsen-Wege nicht mehr „betreten" wurden. Viel interessanter aber ist: Wir können *neue* erotische Zonen entdecken!

Ladies first. Da wäre zum Beispiel der G-Punkt, der eigentlich eine Zone ist. Sie befindet sich etwa drei bis fünf Zentimeter vom Vaginaleingang entfernt, verläuft parallel zur Harnröhre und ist nicht viel größer als eine Münze. Beschrieben wurde dieses Areal im Jahr 1950 von dem Gynäkologen Ernest Gräfenberg, nach dem es später auch benannt wurde., Würde man dieses spezielle Areal stimulieren, so die Meinung Gräfenbergs, würde das zu einem Orgasmus der Frau führen – und zwar mehr oder weniger von null auf hundert. Deshalb entstand irgendwann auch der Name G-Punkt, quasi ein Turbopunkt. Sicher, die G-Zone ist ein sehr empfindsamer Bereich mit erektilen Drüsen und einem geriffelten Gewebe, das zu spüren ist, wenn man es mit den Fingern ertastet. Berührt und massiert man es leicht, kann sich, manchmal sogar sehr schnell, ein Gefühl der Erregung einstellen. Es bleibt aber dabei: Der Orgasmus auf Knopfdruck über die G-Zone stellt eher einen Mythos dar. Zwar gibt es tatsächlich, und viele Frauen bestätigen das, ein Areal an der vorderen Seite der Vagina (zum Bauchnabel hin), also die G-Zone, das besonders sensibel und stimulierbar ist. Es kann lustvolle Gefühle auslösen, muss aber nicht, bei manchen Frauen ist das überhaupt nicht der Fall. Warum nicht? Diese Stelle wird ja normalerweise erst berührt, wenn die Frau einen Tampon oder etwas anderes einführt.

Somit können sich auch noch keine Synapsen-Verbindungen zu dieser Stelle entwickeln, geschweige denn in Verbindung mit Lust. Alles, was Frauen bisher in dieser Gegend gespürt haben, wäre der leichte Druck-„Schmerz“, wenn sie pinkeln müssen. Das Gehirn muss lernen, zwischen diesem kleinen „Stich“ und der neuen sexuellen Lust zu unterscheiden. Jede Frau kann nun beim Sex herausfinden, wie intensiv sich dieses Areal bei ihr anfühlt und ob es überhaupt etwas auslöst. Selbst die kleinste Empfindung kann „ausgebaut“, also wiederholt werden, sodass irgendwann die Berührung beginnt, sich mit Lust zu verbinden.

Fast alle Booster entfalten sich langsam – üben, üben und noch mal üben, lautet hier die Devise. Es hat auch etwas mit Hingabe zu tun, dass wir das Spüren zulassen und genießen lernen. Wir sind nicht mit dem gesamten sexuellen Alphabet der erotischen „Genuss-Punkte“ auf die Welt gekommen, sondern höchstens mit ein paar Buchstaben.

Zu diesen Buchstaben gehört auch der weniger bekannte A-Punkt. Er wurde 1993 von dem malaysischen Gynäkologen Dr. Chua Chee Ann beschrieben. Der A-Punkt wird auch *Anterior Fornix Erogenous Zone*, kurz AFE-Zone genannt, sie soll sensibler sein als der G-Punkt und ist von außen ebenfalls nicht sichtbar. Nach den Forschungsergebnissen von Dr. Ann nimmt die Befeuchtung der Vagina zu, wenn das Areal stimuliert wird, das sich weit hinten in der Vagina in der Nähe des Gebärmutterhalses verbirgt. Damit das passiert, muss sehr tief eingedrungen werden. Aber auch hier ist es so wie bei der G-Zone: Einige Frauen finden es schön, wenn man gegen sie kommt, für andere ist es schmerzhaft. Bei Penetrationssex sollte der Mann mit seinem Penis also erst einmal vorsichtig vorgehen, ein wenig um diese Stelle kreisen und sie sanft massieren, was bedeutet, dass er eine gute und dauerhafte Erektion haben muss. Und nicht die „schnelle Welle" macht! Gewöhnung ist das Entscheidende, wenn der A-Punkt eine hoch erotische Stelle werden soll.

Tatsächlich hat jede Frau spezielle Punkte oder Areale, die besonders stimulierbar sind, darunter Brustwarzen, Kitzler, innere und äußere Lippen oder der Damm, also der Bereich zwischen Anus und Lippen. Es gibt auch einen „E-Punkt", wie ich ihn schmunzelnd für mich benannt habe. Dieser Punkt bezieht sich auf die Empfindung und das Verhalten einer Frau bei zu früher Stimulation ihrer Brustwarzen. Das „E" steht für „Endpunkt". Ja, Endpunkt! Denn es ist sicher, dass die Frau den Sex ablehnt und keine Erregung mehr möglich ist. So oft sitzen Frauen bei mir in der Praxis, bei denen der Partner nach zwanzig Ehejahren immer noch die Brustwarzen dreht und kneift, um anschließend zu meinen, jetzt könne er in sie eindringen, er habe ja ihre Erregungsknöpfe bedient. Brustwarzen sind für ihn Schalter, die man nach Belieben bedienen kann, je mehr man dreht, desto stärker wird die Erregung bei der Person, mit der man Sex haben will. Aber Brustwarzen sind keine Knöpfe, und auch bei der Brust geht es um ein Vortasten, ein langsames Streicheln, erst dann zeigt sich Erregung, aber vorher nicht. Das Vorspiel sollte wahrlich nicht nach dem Muster Zack-zack-zack-jetzt-kommen-wir-zu-den-Punkten erfolgen. Für Frauen ist ein solches „Angreifen“ unangenehm, es macht aggressiv und führt eventuell auch zu Ekelgefühlen. Sie brechen den Sex ab. Und da ist er, der von mir genannte Endpunkt!

Booster-Punkte sind, wenn man bei ihnen zu schnell vorgeht oder sie falsch und unsensibel behandelt, keine Booster-, sondern Endpunkte. Die gleichen Zusammenhänge gelten auch für die Klitorisperle. Aus diesem Grund sollte man auch vorsichtig sein, sie zu sehr zu propagieren. Wird zu viel darüber geredet, können junge Menschen, die noch nicht so viel sexuelle Erfahrung haben, dadurch verleitet werden, nach einem Punkt oder Areal zu suchen, die es noch gar nicht gibt. Besser ist es, allein oder zusammen mit dem Partner oder der Partnerin den eigenen Körper zu erkunden, um die ganz individuellen Booster-Punkte zu entdecken. Auch die gesamte Haut gehört hierzu, denn sie hat für sich allein die Macht, große Lust zu erzeugen und auszustrahlen – wenn man sie richtig streichelt.

Erzähle ich Männern, dass sie nicht an den Brustwarzen drehen und auch nicht sofort an der Klitoris rubbeln sollen, fragen sie mich verwundert: „Ja, was soll ich dann machen? Ich dachte immer, es macht sie an. Und es hat doch auch meistens funktioniert, oder?“

Viele Männer wissen es tatsächlich oft nicht besser, denn leider nehmen Frauen vieles hin, was sie nicht hinnehmen müssten, und sagen nichts. Das hat vielfach damit zu tun, dass sie das Gefühl haben, wenn sie keine Lust verspüren, es mit ihnen selbst zu tun hat. Sie halten sich für defizitär, glauben, mit ihnen würde etwas nicht stimmen. Was aber eine falsche Einschätzung ist, denn sie sind richtig, wissen es nur nicht besser. Die Lust ist eben individuell. Da wird nicht einfach hier oder dort gedreht, wenn keine Erregtheit da ist, sondern dann sollte lieber eine Erkundungstour gestartet werden. Danach funktionieren gewisse Booster-Punkte, Zonen und Areale geradezu hervorragend.

Nun zu den Männern: Auch sie haben viele empfindliche Körperstellen, die beim Sex gern beachtet werden wollen. Bereiche, bei denen die Haut dünner ist und die Nervenzellen dichter sind, was zu einer verstärkten Reaktion auf Stimulation führt. Aber ja, nicht wenige Männer sind an diesen Stellen kitzelig – dann funktioniert es mit der erogenen Zone nicht.

Dagegen mögen es viele Männer in ihrer Erregung genauso wie die Frauen, wenn ihre Brustwarzen gestreichelt werden, wenn an ihnen gesaugt wird, sie geküsst werden, an ihnen gebissen wird.

Eine weitere erogene Zone ist der F-Punkt. Das F steht für Frenulum, es zählt zu den äußeren Geschlechtsorganen des Mannes und ist neben der Eichel eine seiner erogenen Zonen. Das Frenulum ist das Vorhautbändchen, das die weiche Vorhaut an der Unterseite des Penis im nicht erigierten Zustand mit der Eichel verbindet. Der F-Spot ist eigentlich kein Punkt, sondern ein rund ein Zentimeter langes Bändchen mit sehr vielen Nervenenden. Vergleichbar ist das Lustempfinden des Frenulums eher mit dem der weiblichen Klitoris, wobei die Klitorisperle nach wie vor als die empfindlichste Stelle beim menschlichen Körper überhaupt steht. Es lohnt sich aber allemal, dem kleinen Vorhautbändchen der Männer beim Sex Aufmerksamkeit zu schenken. Man kann es beispielsweise bei einem Blowjob verwöhnen, also mit einer sanften Zunge, oder mit eingeölten Fingern. Wird der Eichelkranz mit einbezogen, löst das meist auch ziemlich gute Gefühle aus. Männer wissen das meist, Frauen nicht immer.

Weiterhin gibt es noch den P-Punkt, eine ähnlich heiße Zone wie der G- oder A-Punkt, gemeint ist damit die Prostata. Die auch als Vorsteherdrüse bekannte Prostata ist nicht viel größer als eine Kastanie und besteht aus Muskelfasern und verschiedenen Drüsen. Bei einem Zwanzigjährigen wiegt die Vorsteherdrüse etwa zwanzig Gramm; im Laufe des Lebens legt sie an Gewicht zu und kann auf über hundert Gramm kommen. Bei der Ejakulation ziehen sich die Muskeln der Prostata zusammen und pressen das Sperma in die Harnröhre.

Die Prostata sitzt unterhalb der Harnblase und umschließt die Harnröhre, an der Rückseite grenzt sie an den Analkanal. Die direkte sexuelle Stimulation erfolgt über den Anus mit den Fingern, dazu am besten zwei Finger anal einführen (oder einen Dildo), sanft dagegendrücken und streicheln. Manche Männer beschreiben diese Erregung als besonders intensiv, entsprechend können auch Prostata-Orgasmen entstehen. Man kann durchaus auch von außen den P-Punkt stimulieren, das heißt indirekt, indem man mit dem Daumen und der Faust etwas Druck auf den Dammbereich ausübt, also zwischen den Hoden und dem Anus. Probieren Sie es einmal aus, viele Männer empfinden das als sehr angenehm. Gut zu wissen dabei, dass man schon ordentlich Druck ausüben muss. Dieser Druck kommt dann gut an!

Die genannten Zonen sind die Hauptpunkte, daneben gibt es noch viele individuelle Areale wie Hände und Füße, Hals und Nacken, Bauch und Rücken. In dieser Hinsicht kann eine simple Kopfmassage stimulierend und sehr erotisch sein – das mag viele überraschen. Eine Klientin gestand mir einmal, sie hätte als junge Frau die schönsten Orgasmen gehabt, und zwar bei ihrem Friseur. Die Kopfmassagen seien einfach wunderbar gewesen, nicht zum Niederknien, sondern zum Hinlegen schön. Ganz egal, ob auf Glatzen oder bei vollem Haupthaar, eine Massage der Kopfhaut ist Entspannung pur – eine gute erste Voraussetzung für sexuelle Erregung.

Ein anderer erotischer Punkt, der bei fast allen Menschen Erregung auslöst, sind die Lippen, denn nah an der Oberfläche befindet sich eine hohe Nervendichte. Schon die kleinste Berührung kann das Lustzentrum im Gehirn beflügeln. Man kann Lippen, Zähne und Zunge benutzen, um die Lippen einer anderen Person zu liebkosen, an ihnen zu knabbern oder über sie zu streichen. Es kann dabei mit unterschiedlichem Druck berührt oder der Daumen hinzugenommen werden, und natürlich kann mit der Zunge tiefer und tiefer hineingegangen werden. Ich finde Küssen, neben dem genitalen Penetrieren, äußerst intim. Küssen ist tatsächlich auch oder gewissermaßen eine Penetration, wenn es mit Zunge zugeht. Leider wird immer weniger geküsst. Die Jungen knutschen noch in der U-Bahn oder im Bus, als hätten sie kein Zuhause, aber Paare, die sich länger kennen, küssen sich immer seltener. Maximal werden die Lippen auf den Mund gedrückt, bevor sie Sex haben wollen, hin und wieder kommt noch ein Zungenkuss vor. Der ist dann, wie ich aus der Praxis weiß, so tief und heftig, dass einige denken, jemand wolle ihnen die Zunge abbeißen. Sie empfinden die Zunge wie ein Schwert, wie einen Gegenstand, den man nicht im Mund haben will – und schon kann erneut Unmut hochsteigen. Ich sage dann: „Nur was klein anfängt, kann groß werden." Wieso denkt darüber kaum jemand nach?

Lippen eignen sich ebenfalls hervorragend, um einem Partner oder einer Partnerin etwas ins Ohr zu flüstern. Liebesworte ins Ohr geflüstert zu bekommen kann grandios erregend sein. Und nebenbei wird beim Flüstern so schön der eigene Beckenboden angeregt. Manchmal reicht auch nur ein gehauchtes „Gute Nacht".

Ein langsames Angehen ist entscheidend, wobei man natürlich trotzdem einen Quickie haben kann, die schnelle Nummer, die man mal initiieren kann, um wieder körperlichen Kontakt herzustellen. Das kann herrlich sein, mit großartigem Wow-Effekt! Es kann zum ganz eigenen erotischen Booster werden! Nach diesem Kapitel mit den erogenen Zonen fällt mir auf, wie oft ich das Körperwissen bei Paaren nutze. Wenn Paare mit abhandengekommener Lust zu mir kommen, denken sie oft, dass etwas mit ihrer Liebe nicht stimmt. Bei sehr vielen ist das überhaupt nicht der Fall. Was ist dann los? Viele denken, dass die sexuelle Lust immer so bleibt wie am Anfang. Sie sehen Filme, wo sich die Liebenden die Klamotten vom Leib reißen und augenblicklich übereinander herfallen. So war es früher bei einem selbst gewesen, so muss es doch auch weiterhin sein. Nein, kann es gar nicht, wie Sie längst schon wissen.

So eine ursprüngliche wilde Lust lässt sich kaum herstellen mit einem Partner oder einer Partnerin, die man schon lang kennt. Auf der anderen Seite gibt es doch Menschen, die auch nach langer Zeit miteinander noch Lust aufeinander haben, ja, regelmäßig Sex haben. Wie kann das bloß gehen? Das fragen mich viele dieser lustlosen Paare. Was sie nicht wissen, ist, dass es verschiedene Formen der Lust gibt.

Es gibt tatsächlich eine sich *langsam entwickelnde Lust,* eine, die erst beim Sex aufkommt. Das ist wie der sprichwörtliche

Appetit, der beim Essen kommt. In der Fachwelt heißt diese Lust *responsive Lust*.

Sie funktioniert nur, wenn man dieser Lust eine Chance gibt – ihr und dem eigenen Körper. Doch wie komme ich dahin? Wie bekomme ich eine solche Lust? Sollte ich sie bereits haben? Nein, sie entwickelt sich wirklich erst beim Machen. Die erogenen Zonen sind bei diesen Fragen wichtig. Richtig gehandhabt, sind sie ein Weg, sich langsam die Lust zu erobern und auch in der Lust zu bleiben. Denn wenn etwas richtig schön ist, will man es auch wieder und wieder haben, es entsteht Begierde. Dabei ist es gut, einfach einmal anzufangen, um zu schauen, *ob* sich etwas entwickelt. Nebenbei gesagt, liegen wir ja auch mit unserem geliebten Menschen im Bett. Sollte es nicht zu Sex kommen, haben und spüren wir immer noch diese angenehme Nähe. Und je häufiger unser Gehirn den Bindungshormonen ausgesetzt ist, wobei vor allem der direkte Körperkontakt (streicheln, massieren) geradezu Wunder wirkt, desto lustvoller und liebesfähiger werden wir. Schon wieder ein Engelskreis!

14 Orgasmus bei Frauen – und anderen

Lange Zeit war der Orgasmus bei Frauen – vor allem aus Sicht der Männer – nicht sonderlich bedeutsam gewesen. Wichtiger war, dass Frauen schwanger wurden und Kinder bekamen. Am wichtigsten war die Pflichterfüllung, jedenfalls wenn man verheiratet war. Bei Männern dagegen war der Orgasmus immer von großer Bedeutung gewesen, von Beginn der Menschheit an, und ist es immer noch, denn ohne ihn, gab und gibt es keine Nachkommen. Doch heutzutage hat sich die Perspektive der Frauen auf den Orgasmus zum Glück insofern verändert, dass sie sich mehr darum kümmern und der Meinung sind, ein Recht auf diesen besonderen Höhepunkt zu haben. Je intensiver man sich jedoch in den letzten hundert Jahren mit der weiblichen Lust beschäftigte, umso mehr dachte man in der patriarchal geprägten Wissenschaft, dass es alles andere als einfach sei, diese zu beschreiben, da sie sehr viel komplexer als die männliche Lust scheint. Ich bin froh, dass diese Idee heute etwas abgeschwächt wurde, obwohl sie sicher noch in dem einen oder anderen Kopf herumgeistert.

Ein Orgasmus gehört sicher zum Lustvollsten, was ein Mensch körperlich erleben kann – was dagegen eine wirklich befriedigende Sexualität ist, wird meist sehr individuell erfahren. Dennoch: Alle wollen ihn. Den Orgasmus. Tatsächlich ungeklärt bis heute ist, warum es ihn überhaupt gibt. Einige wissenschaftliche Strömungen deuten an, dass die Empfängnisfähigkeit dadurch gesteigert wird. Mit anderen Worten: Männer brauchen einen Orgasmus zur Ejakulation und Frauen für vaginale Kontraktionen, die den Spermien helfen, zur Eizelle aufzusteigen und sie zu befruchten. Die Idee mit dem „Spermientransport" kommt immer wieder auf, scheint sich aber nicht eindeutig beweisen zu lassen. Experimente mit Nagern, an denen diese Hypothese überprüft wurde, lieferten unklare Ergebnisse. Und lassen sich diese auf den Menschen übertragen? Haben Mäuse überhaupt einen Orgasmus?

Rein physiologisch lässt sich ein Orgasmus als ein Reflex und somit als Reaktion auf einen gewissen Reiz beschreiben. Das Gehirn reagiert auf diesen Reiz, genau gesagt auf eine gewisse Menge an sexueller Erregung, und löst einen Orgasmus aus. Die US-amerikanischen Sexualforscher Virginia Johnson und William Masters haben in den Sechzigerjahren versucht, dem Orgasmus auf die Spur zu kommen. Sie stellten ein Verlaufsmodell auf und teilten es in verschiedene Phasen ein: 1. Erregungsphase, 2. Plateauphase, 3. Orgasmus und 4. Regenerationsphase. Dieses Modell regte zu Diskussionen an, und die Plateauphase wurde in der Folge als „spätere Erregungsphase" dargestellt. Außerdem wurde den vier Phasen noch eine weitere hinzugefügt beziehungsweise vorangestellt, nämlich die des sexuellen Verlangens. Das war alles noch sehr theoretisch, und es ist bis heute fraglich, ob es überhaupt so und nicht doch ganz anders abläuft.

Jedenfalls wurde die *Erregungsphase* als die beschrieben, die mit einem Anstieg des Blutdrucks sowie einer beschleunigten Atmung und eines beschleunigten Pulses beginnt. Bei der Frau schwellen zugleich die Brüste ein wenig an, die Brustwarzen versteifen sich. Die Vulva verlängert sich und weitet sich auch.

Die Vulvalippen werden dicker, weil sie sich mit Blut füllen, ebenso die Klitoris in ihrer kompletten Größe, also sowohl die inneren als auch die äußeren Anteile. In der *späten Erregungsphase* schwillt die G-Zone an, Frauen können dann sogar ejakulieren, die dort sitzenden Drüsen sondern eine Flüssigkeit ab, die manchmal auch eher als Schwall herauskommt. Die männlichen Reaktionen sind den meisten eher bekannt, auch beim Mann nehmen alle Schwellkörper an Volumen zu, was durch die Erektion einfach zu sehen ist, wobei auch da eine Erregung ganz ohne versteiftes Glied sein kann. Letzteres gilt auch bei Frauen.

Der *Orgasmus* selbst ist im Gehirn mit der Ausschüttung der körpereigenen „Drogen" Dopamin und Serotonin verbunden. Zusätzlich werden die Hormone Oxytocin und Vasopressin freigesetzt, die dafür verantwortlich sind, dass ein Gefühl der Zusammengehörigkeit und der Sicherheit zwischen zwei Menschen generiert wird. Die Hormone lösen auch die Muskelkontraktionen im gesamten Genitalbereich, im Anus und in der Gebärmutter aus.

Das Gehirn ist demnach das wichtigste Sexualorgan, bei Männern, bei Frauen sowie bei allen anderen. In der *Regenerationsphase* beruhigen sich Atmung und Puls, Entspannung setzt ein, ein Wohlgefühl breitet sich aus.

Interessant ist, dass im Vorfeld nicht bestimmt werden kann, wie sich die sexuellen Gefühle parallel oder passend zum Orgasmus entwickeln. Manche Menschen erleben ihren Orgasmus immer wieder neu und anders, denn jeder Mensch hat völlig individuelle Orgasmen – am Ende hängt das Resultat von der Menge an Erregung ab. Die einst von Freud proklamierte Unterscheidung zwischen einem klitoralen und einem vaginalen Orgasmus ist übrigens inzwischen verworfen, weil heute davon ausgegangen wird, dass alle Orgasmen der Frau von dem mittlerweile sogenannten Bulbo-Clitoral Organ ausgehen. Dieses Organ hat nämlich sowohl innere als auch äußere Anteile. Viele wissen dies noch nicht, denn erst allmählich findet das jahrhundertealte Wissen wieder seinen Weg in die Anatomiebücher. Der Zusammenhang beim Orgasmus ist wie folgt: Die größeren inneren Anteile, die Klitorisschenkel, münden von außen gesehen in einem „Bündel" von Nerven direkt unter dem Klitorisschaft und der Klitorisperle – von innen gesehen direkt über der G-Zone. Alle Anteile dieses komplexen Organs erigieren bei Erregung, genau wie ein Penis, und diese Gesamterregung löst den Orgasmus aus, wenn sie hoch genug ist. Manche behaupten übrigens und womöglich zu Recht, das Entfernen der Klitoris aus den Anatomiebüchern gleiche einer psychologischen Klitoridektomie! Gut, dass sie wieder da ist! Die Klitoris. „Klitoris, die schöne Unbekannte", wie der aufklärende Film aus 2003 titelte.

Man sollte denken, es wäre anders, aber sogar in unserer „aufgeklärten" Gesellschaft geraten Männer und Frauen mehr und mehr unter Druck, wenn sie keinen Orgasmus erleben. Es ist selbstverständlich, einen Orgasmus zu haben, jeder und jede hat ihn, fehlt er, ist das nicht normal – so lautet die gängige Meinung. Nein, eben nicht, und das löst bei Einzelnen, die „nicht können", gehörig Stress aus. Heute gilt nicht mehr Pflichterfüllung als Belastung, sondern es besteht auch beim Orgasmus eine Art von Bringschuld. Dieser Leistungsdruck ist enorm und führt bei Frauen dazu, einen Orgasmus vorzutäuschen. Und das betrifft nicht nur ältere Menschen, die nicht gelernt haben, über Lust und Begehren zu sprechen, sondern auch junge. Selbst wenn die weißen Flecken im Gehirn nach und nach durch Erlebnisse, Berührungen und Wahrnehmungen ausgefüllt werden, ist der weibliche Orgasmus trotz Feminismus und medial gefeierter selbstbestimmter Sexualität der Frau noch immer etwas, das in der Realität manchmal ausbleibt. Und mittlerweile sogar auch bei mehr und mehr Männern, ob jung oder alt – und ja, auch sie können etwas vorspielen.

Da Männer ihren Penis im Laufe des Tages immer wieder in der Hand halten, beim Pinkeln nicht darum herumkommen, ihn zu berühren, kommen sie im Allgemeinen schneller darauf, die damit verbundene Erregung auch zu pushen – und schon kommt es. Wie bereits am Anfang des Buches erwähnt, werden kleine Mädchen, die sich zwischen die Beine fassen, eher dazu angehalten, dies nicht zu tun. Es ist in der Tat gesellschaftlich akzeptierter, wenn ein Mann sich genital stimuliert, als wenn eine Frau das tut – es sei denn im Porno.

Junge Frauen, die zu mir in die Praxis kommen, erzählen mir, dass all ihre Freundinnen es sagenhaft fänden, einen Orgasmus mit ihrem Freund zu erleben, das sei etwas ganz Großartiges, bei ihnen würde es aber höchstens ein wenig kribbeln. „Es war wie ein kurzer Sonnenstrahl, der schnell wieder verschwunden war, mehr war da nicht", sagte eine Klientin. Manche wissen nicht, ob sie überhaupt schon mal einen Orgasmus erlebt haben, dieses leichte Kribbeln, so die häufige Aussage, könne doch keiner sein, unter Leidenschaft würden sie sich etwas anderes vorstellen. All diese Praxisberichte enden mit der Frage: „Ist das normal?"

Die Frauen wollen mehr erleben – was sie bisher erfahren haben, kann es doch nicht gewesen sein. Was sie nicht wissen, ist, dass die Lust im Gehirn entsteht. Wenn also oben nichts angelegt ist, kann auch unten wenig gespürt werden. Und umgekehrt: Wenn unten nichts passiert, kann auch im Gehirn nichts angelegt werden. Ohne eine lustvolle Besetzung der Genitalien bleiben die Lust, die Begierde und das Wollen auf der Strecke.

Fast wirkt es wie ein evolutionärer Fehler, dass Männer und Frauen bei der sexuellen Stimulation nicht wirklich zusammenpassen, wenigstens nicht optimal. Wobei dies auch andere Ursachen haben könnte: Wenn über Jahrhunderte die weibliche Sexualität unterdrückt und miesgemacht wird, kann es schwer sein, in die Lust zu kommen. Wenn dazu noch die gemeinsame Sexualität fortwährend aus der männlichen Perspektive betrachtet wird und der Fokus auf dem Penis liegt, dann entstehen solche augenscheinlichen Unterschiede. Längst haben Studien gezeigt, dass sich diese minimieren, wenn zwei Frauen Sex haben, denn dann haben sie mehr Orgasmen. So bleiben nur die individuellen Unterschiede, die es immer zwischen Menschen gibt. Manche Frauen brauchen ein langes Vorspiel, um einen Orgasmus zu bekommen, andere werden feucht, wenn ihr Partner oder die Partnerin erklärt, er oder sie würde ihre Steuererklärung machen. Wie viel und welche Stimulation eine Frau für einen Orgasmus braucht, gilt es immer wieder neu herauszufinden. Manchmal passt es beim Partnersex anatomisch nicht, oder es wird keine „Hand angelegt", dann wieder mangelt es in der Beziehung an einem Austausch von Befindlichkeiten, die Kommunikation ist zum Erliegen gekommen, wichtige Dinge werden nicht angesprochen. Auch eine unpassende Bemerkung kann beim Sex direkt dazu führen, dass augenblicklich die Lust verfliegt. Ja, die Lust, unser Gefühl ist flüchtig und empfindlich. Man könnte sagen: Die Lust verhält sich wie ein scheues Reh.

Glaubt man verschiedenen Studien, bekommen rund fünfzig Prozent der Frauen beim Sex mit dem männlichen Partner einen Orgasmus, neunzig Prozent sollen aber einen erleben, wenn sie sich selbst befriedigen. Irgendwo dazwischen liegt die Zahl der Orgasmen, die Frauen mit Frauen haben. In diesen Beziehungen wird übrigens auch öfter geküsst.

Bei einigen Klientinnen, die mit ihrem Partner noch nie einen Orgasmus erlebt haben, frage ich deshalb nach, ob sie sich selbst genital berühren, und wenn sie es bejahen, hake ich weiter nach, ob sie dabei mehr als beim Partnersex empfinden würden. Wenn das so ist, bekomme ich zu hören, ebendies würde sie verunsichern: Beim Solosex würde es mit dem Orgasmus immer funktionieren, nur zusammen nicht. Wenn ich wissen möchte, ob sie darüber schon mit dem Partner geredet hätten, werden meist nur die Achseln gezuckt oder der Kopf geschüttelt. Man würde Sex haben, das ja, aber damit hätte es sich auch schon. Mit Reden wäre aber ein weiterer Schritt in die richtige Richtung getan, gebe ich spätestens dann zu verstehen. Ich frage weiter: „Ihrem eigenen Körper können Sie Lust bereiten, der Körper Ihres Partners vermag es jedoch nicht, Ihnen Lust zu bereiten? Gibt es da etwas, das Sie an ihm nicht so gut finden?" Es stellt sich dann oft heraus, dass er „irgendwie komisch riecht". Oder es geht darum, wie der Partner die Frau berührt, er stimuliert die Klitorisperle vielleicht nicht oder rubbelt zu hart daran. Ersteres, mit dem Geruch, könnte man durch ein gemeinsames Schaumbad oder eine schöne Dusche vor dem Sex ändern. Letzteres, indem die Frau im Beisein des Partners masturbiert, sodass er sehen kann, wie sie sich anfasst, um erregt zu werden – oder sie sagt ihm direkt, was sie möchte. Diese Vorschläge liegen aber an der Grenze dessen, was manche Frauen schaffen würden, so hoch ist die Scham, sich als sexuelles Wesen zu zeigen, und dann noch vor ihm. Derartige Vorschläge stoßen also nicht immer auf Gegenliebe, weil sie „zu intim" sind. Aber wenn die Beziehung erhalten werden soll und sich ein Paar weiterentwickeln möchte, können solche „Vorführungen" und Einführungen ins Thema hilfreich sein – und oft sogar seine Lust gleichzeitig stimulieren. Wenn zwei

Frauen Sex haben, hat die Partnerin im Bett immerhin mit einem Genital zu tun, das sie selbst sehr gut kennt. Ich vermute, es wird weniger hart gerubbelt und an Knöpfen gedreht, bevor die Erregung da ist.

Um Sexualität genießen zu können, wäre es wünschenswert, wenn alle Beteiligten auch in der Lage sind, ihre Bedürfnisse wahrzunehmen und mitzuteilen. Gerade Frauen lernen aber, sich selbst zu vernachlässigen, indem sie andere zuerst „bedienen", im Alltag wie beim Sex. Viele möchten an der Sache dranbleiben, weil sie den Druck haben, dass gemeinsamer Sex zu einer Beziehung gehört. Sie wollen ihre Beziehung nicht verlieren.

Zurück zum Orgasmus. Bei vielen kommt noch ein schwierigeres Projekt hinzu: Wenn der Orgasmus möglich ist, soll er jetzt auch *gemeinsam erlebt werden*. Der sogenannte simultane Orgasmus wird, wie mir nicht wenige Frauen in der Praxis versichern wollen, als Nonplusultra angesehen. Man würde miteinander verschmelzen, und nur das wäre ein perfektes Liebesspiel. In meinen Augen ist das ein Mythos, der unbedingt aus dem Weg geräumt werden muss. Studien haben ergeben, dass nur ungefähr drei Prozent aller Paare einen gemeinsamen Orgasmus erreichen. Nicht einmal in Pornos findet ein zeitgleicher Orgasmus statt, höchstens in Liebesfilmen. Der zeitversetzte Orgasmus führt folglich dazu, dass sich viele Paare negative Gedanken darüber machen, weil er meist schneller kommt als sie. Aber ja, auch das ist vollkommen normal. Und nein, das heißt nicht, dass es schlechter Sex war. Genau das Gegenteil kann nämlich der Fall sein. Klar, ein gemeinsamer Höhepunkt verbindet und bringt womöglich noch mehr Ekstase. Es kann aber genauso erregend – wenn nicht sogar erregender – sein, wenn man dem Partner oder der Partnerin dabei zusieht, wie er oder sie kommt. Denn: Lust ist definitiv ansteckend! Und außerdem: Wenn es nicht ganz einfach ist, den Höhepunkt zu erreichen, ist es manchmal eine herrliche Erleichterung, wenn ich ihn beim nächsten Sex gar nicht haben *muss*. Kein Orgas*muss!* Sondern Orgas*kann*. Und übrigens: Der gemeinsame Orgasmus ist gar nicht so schwer zu erreichen, das Problem entsteht nur, wenn es „ohne Hände“ und wie „von allein“ gemeinsam gipfeln soll. Ein Leichtes, wenn ein Mann seine Erregung zu steuern gelernt hat und sie sich traut, selbst Hand anzulegen, dann klappt es mit dem gemeinsamen Orgasmus meist ausgesprochen gut.

Ist erst einmal der Mythos mit dem gemeinsamen Orgasmus aufgeklärt, und sind andere wichtige Zusammenhänge besprochen, kann ich die Therapie mit Kleinigkeiten starten, aus denen aber etwas Großes werden kann. Welche „Kleinigkeiten“ das sein könnte, versuche ich jetzt aufzuzeigen.

Viele Menschen sind in Familien aufgewachsen, in denen eine wortwörtlich „sexfeindliche Stimmung“ herrschte, besonders was die Frauen angeht, müsste auf deren Unschuld immer noch aufgepasst werden, genauso sagen es die Frauen. Immer wieder. Deshalb stelle ich auch fast immer Fragen wie: „Wie wurde über Sex in der Familie gesprochen? Wurde überhaupt darüber gesprochen? Verdrehten Großmutter und Mutter die Augen, wenn Sexuelles thematisiert wurde? Wollten sie davon nichts wissen und machten sogar abfällige Bemerkungen? Was war, wenn Sie sich selbst berühren wollten? Fühlten Sie sich frei, dies zu tun? Oder musste es heimlich geschehen?“ Erstaunlich, was ich dabei zu hören bekomme, nachdem die meisten Menschen erst behaupteten, es gäbe gar nicht so viel zu sagen. Heraus kommt oft, dass ganz viel los war, und zwar im negativen oder unangenehmen Sinn. In einem solchen Umfeld ist es kaum möglich, eigentlich unmöglich, sich als sexuell freier Mensch zu fühlen, sexuell zu denken. Die sexuelle Entfaltung hat keine Chance, so sehr sind viele Menschen in ihrer Scham verhaftet, die alten angelernten Muster laufen mit. Manchmal gibt es sogar extremere Fälle, wo über eine längere Zeit in einer Familie jemand negativ beeinflusst wird, sodass absolut kein sexueller Selbstwert entstehen kann. Wie so etwas aussieht, möchte ich Ihnen anhand eines Beispiels aus meiner Praxis zeigen. Ich hoffe, es wird deutlich, wie komplex die ganze Angelegenheit mit dem „Lernen von lustvoller Sexualität" sein kann.

Eine Klientin, Anfang dreißig, hatte große Probleme mit ihrer Sexualität und war sehr unglücklich darüber. Ihr Vater hatte sie in der Pubertät während des Urlaubs immer mit zum FKK-Strand genommen, was sie gar nicht toll fand. In diesem Alter nur zu gut nachvollziehbar. Bei diesen Aufenthalten hatte er sich immer über die Vulvalippen anderer Frauen lustig gemacht: „Gott, das sind ja Riesenhänger ... Was sind denn das für Lappen?" Die Klientin sah an sich herunter und dachte: Ich sehe ja genauso aus. Die Reaktionen ihres Vaters hatten dazu geführt, dass sie sich defizitär und hässlich fühlte. In der Folge hatte sie, als sie später Beziehungen einging, wenig Lust auf Sex, sie war gehemmt, die abfälligen Bemerkungen des Vaters saßen tief. Obwohl ihr Ehemann hundertmal versichert hatte, dass ihre Lippen schön, hübsch und begehrenswert seien. Es hat aber nichts genützt, sie blieb davon überzeugt, dass sie unattraktiv und unsexy sei, ihr Genital eingeschlossen.

Mit ihrem Ehemann hatte sie zwei kleine Kinder, einen Orgasmus hatte sie auch beim Paarsex nur mit einem Auflagevibrator – dass ihr Mann dabei zusehen durfte, hatte er zunächst einmal erotisierend gefunden. Mit der Zeit aber fand er das Sexleben mit seiner Frau langweilig – „immer dieser Vibrator!".

Er beschwerte sich auch darüber, dass sie nie etwas Neues mit ihm ausprobieren wollte. Der Gedanke an die gewünschten Experimente setzte die Frau ziemlich unter Strom. Sie wollte ihren Mann nicht verlieren, denn er hatte ihr zu verstehen gegeben, dass er nicht garantieren könne, dass er bei ihr bleiben würde, würde sich sexuell nichts ändern. Er brauche eine Frau, die ihn stimuliere, denn das tat sie tatsächlich nie. Sie erklärte mir verschämt, mit Blick auf den Fußboden, sie fühle sich dreckig, wenn sie den Penis anfassen sollte. Hinzu kam die Belastung mit zwei kleinen Kindern, somit hatte sie emotionalen und kognitiven Stress – kognitiv, weil sie die fixe Idee in sich trug, nicht hübsch genug zu sein, und emotional, weil sie nicht so funktionierte, wie es ihr Mann gern hätte, was ihr leidtat. Beides wurde von ihr in dem Sinne bewertet, dass sie wohl schlecht sein müsse.

Stück für Stück versuchten wir, den großen Zeigefinger aus ihrem Kopf herauszunehmen. Meinen Vorschlag, erst einmal mit Paarsex zu pausieren, empfand sie als große Erleichterung. Dem Mann gefiel das natürlich gar nicht, aber sie brauchte den Stopp, um zu sich selbst zu kommen. Er hatte sie schließlich nur noch kritisiert, was nicht hilfreich für sie gewesen war. Dem Ehemann sagte ich: „Wenn sich etwas verändern soll, dann lassen Sie Ihrer Frau Zeit."

Ich begann bei ihr mit der Arbeit an der Atmung, die Arm-Übung und mehrere andere Wahrnehmungsübungen kamen hinzu. Begleitend gab ich ihr Übungen für zu Hause mit, die sie ganz allein ausführen sollte. Sie fand nach und nach heraus, was sich sexuell bei ihr schön anfühlte, und ich konnte sie dazu motivieren, es auch ohne den Vibrator zu versuchen. Sie machte mit, wollte heraus aus ihrem Dilemma, wollte nicht ständig in der Bringschuld sein, sondern wirklich selbst *wollen*.

Es fühlte sich bald sogar gut an, wenn sie ihr Genital mit einem Handspiegel betrachtete. Es sah auf einmal nicht furchtbar für sie aus, ihr Vater saß nicht mehr mit seinen traumatisierenden Äußerungen in ihrem Kopf. Das war ein großer Schritt. Sie legte morgens und abends ihre Hand auf ihre Vulva, ja, diese Übung kennen Sie bereits, begrüßte sie und erkundete sie schließlich mit einem ihrer Finger. Es brauchte seine Zeit, bis sich kleine, feine Bewegungen gut anfühlten. Sie nahm sich den Raum, dieses Genusspotenzial zu entwickeln.

Zusätzlich entwickelte sie durch gezielte Beckenbodenübungen mehr Freude an ihrer vaginalen Körperlichkeit, sie spürte so viel wie noch nie. Dieses Gefühl, sich selbst zu mögen, kam bei ihrem Mann gut an. Es führte sogar dazu, dass sie ihn ihrerseits gern berührte, auf einmal hatte sie Lust darauf, was der Penis ihr geben konnte. Die Lust entfaltete sich, es wurde nicht mehr durchgehend gedacht und bewertet, sie machte einfach weiter. Sie fühlte sich immer besser, initiierte sogar manchmal den Sex.

Weil ihr Mann eine Veränderung bemerkte, blieb er fortwährend geduldig, sodass sie beide nach einer Weile tatsächlich auch Spaß am Paarsex hatten.

Da es gerade darum ging, wie eine Frau mit ihren genitalen Lippen haderte, möchte ich einiges zur Vulva direkt sagen.

In der bisher umfassendsten Studie zu Aussehen und Größe von Vulven wurden in einer Luzerner Studie zwischen 2015 und 2017 sechshundertsiebenundfünfzig Vulven von Personen im Alter zwischen fünfzehn und vierundachtzig Jahren vermessen. Die Ergebnisse: Die äußeren Vulvalippen waren zwischen knapp über einem und achtzehn Zentimeter und die inneren Lippen zwischen knapp unter einem und knapp acht Zentimeter groß. Bei älteren Studienteilnehmerinnen waren die inneren Vulvalippen und der Damm generell kürzer und die Schleimhäute dünner. Wie der Rest unseres Körpers verändert sich auch die Vulva im Laufe des Lebens durch Gewichtsschwankungen, Geburten oder die Verringerung des Fettgewebes. Hormonelle Schwankungen und der ganz natürliche Alterungsprozess tragen ebenso dazu bei.

Die kleinen und großen Vulvalippen reagieren auf Berührung, bei sexueller Erregung füllen sie sich mit Blut und schwellen an, und vor allem die kleineren färben sich dunkler. Die großen Vulvalippen sind Teile des Bulbo-Clitoral Organs, diese Lippen bilden den „Bulben" aus. Damit verbunden, aber weiter im Inneren des Körpers, befinden sich die seitlich verlaufenden Schwellkörperschenkel der Klitoris, sodass sie ebenfalls bei steigender Erregung sexuell stimuliert werden und angenehme Gefühle hervorrufen können.

Ich spreche sehr oft mit Klientinnen über verschiedene Berührungstechniken, wie sie ihre genitalen Lippen spüren, wie sie sie streicheln, mit Mandelöl eincremen und langsam einen Finger in die Vagina einführen können – erst im Eingangsbereich, und wenn sich das gut anfühlt, geht es gezielt weiter hinein. Vielleicht wird die G-Zone ertastet, wobei nicht gleich das große Feuerwerk zu erwarten ist, aber das wissen Sie ja schon. Genauso: Lernprozesse erfolgen nur über das Be*greifen*.

Im Allgemeinen arbeite ich mit Klienten und Klientinnen häufig daran, ihre körperlichen Fähigkeiten weiterzuentwickeln, quasi ihr „Arsenal" an Berührungs- und Spürmöglichkeiten zu erweitern. Immer wieder geht es in der Therapie darum, diesbezüglich etwas umzustellen beziehungsweise neu zu lernen.

Während der Zeit, in der jemand an sich arbeitet, Übungen macht, die die Wahrnehmung fördern sollen, ist eines wichtig:

Alles sollte so oft wie möglich wiederholt werden, denn nur wenn wiederholt wird, festigt sich die neue Körperwahrnehmung – und umso mehr wird gespürt. Es ist wie das Erlernen einer Fremdsprache oder eines Instruments, nur durch Wiederholung von Wörtern, Sätzen oder Tonleitern nähert man sich der fremden Sprache und Ausdrucksweise an. Viele in meiner Praxis sind nach den Übungen regelrecht aus dem Häuschen und haben plötzlich Lust, sich weiter zu erkunden, sich erst richtig körperlich kennenzulernen. Sie sind äußerst motiviert.

Das ist aber nicht immer der Fall. Immer wieder verlieren Ratsuchende auch die Geduld und beenden die Therapie. Oder sie erscheinen beim nächsten Praxisbesuch mit großer Skepsis. Dann muss ich unbedingt herausfinden, ob ich etwas nicht optimal erklärt habe oder etwas falsch aufgenommen wurde. Manchmal muss auch eine neue Motivation geschaffen werden. Dabei ist es entscheidend, dass die Klienten und Klientinnen kognitiv begreifen, warum sie eine Übung machen sollten. Welche Auswirkungen sie hat, was dabei gewonnen werden kann und welche „Probleme" dadurch gelöst werden. Sie machen hoffentlich bald gern mit, dann weiß ich, dass ich sie auch emotional erreicht habe. Ab dann geht die Arbeit etwas leichter, denn nun kommen Klienten und Klientinnen mit neuen Erfahrungen und Erlebnissen zurück in die Praxis. Darüber können wir dann sprechen. Und so führen kleine Dinge manchmal zu größeren Veränderungen.

Ich möchte kurz noch einwerfen, wie wichtig das Gehirn bei jeglicher Motivationsfrage ist: Es stellt immer wieder schnell Kosten-Nutzen-Analysen an. Hier ein Beispiel zur sexuellen Unlust: Also, ich sitze auf dem Sofa, schaue mir eine spannende Netflix-Serie an, trinke meinen Rotwein, alles ist wunderbar gemütlich, sämtliche Bedürfnisse sind gestillt. Der nächste

Gedanke könnte sein: Oder muss ich jetzt wieder in die Kiste, damit ich bis Ostern Ruhe habe? Das Gehirn ist eindeutig und empfiehlt: „Lass es!" Das Gehirn will beschützen, für mehr Freude sorgen und Leiden lindern. Jegliche Unlust ist für das Gehirn ein klarer Fall: „Wenn der Sex in irgendeiner Weise ungut für dich ist – lass es!" Das Gehirn schaltet dann auf Sparflamme.

15 Vierzigjährige: Wo geht es jetzt hin?

Was verändert sich in unserer nächsten Lebensphase, wenn es um die Themen Beziehung und Sexualität geht? Einiges!

Es ist bekannt, dass Frauen mit erfüllter Sexualität in den Wechseljahren, die statistisch gesehen mit siebenundvierzig beginnen, heutzutage weniger darunter leiden, ebenso werden sie seltener depressiv.

Eigentlich könnte nun eine Phase beginnen, in der Genussfähigkeit beim Sex und Gelassenheit ein unschlagbares Duo eingehen würden. Die Kinder sind aus dem Gröbsten heraus und werden allmählich selbstständig, der Nestbau ist abgeschlossen, finanziell sieht es auch nicht mehr so katastrophal aus, da man entweder wieder in den Beruf eingestiegen ist oder sich seine Position im Job über die Jahre immer weiter ausgebaut hat, und somit alles in festen Bahnen verläuft. Bei einigen Frauen ist das auch so, sie konzentrieren sich auf die Partnerschaft, werden neugierig, abenteuerlustig, wissen, dass sie inzwischen gute Liebhaberinnen sind (ganz im Gegensatz zu der Zeit, als sie in den Zwanzigern oder Dreißigern waren), mögen es, den Partner oder die Partnerin zu verführen, und haben gar kein Problem damit, sich als sexuelles Wesen zu zeigen.

Diese Frauen lassen sich nicht mehr von dem Druck leiten, etwas beweisen zu müssen. Sie wollen Spaß haben und nicht irgendwelchen Erwartungen gerecht werden. Deswegen spielen sie ihrem Partner im Bett auch seltener etwas vor, als jüngere Frauen es häufig tun. So sollte es zumindest sein, wenn die Freude über die Scham siegt.

Aber nicht überall herrscht Spaß auf den Laken. Das Kümmern um die Kinder und all der persönliche Stress können auch dazu geführt haben, dass das Liebesleben eher brachliegt – wenn es schon vorher nicht gerade munter in der Beziehung zugegangen ist. Vielleicht hat man versucht, die Erotik wieder neu zu entflammen, hat es mehrmals probiert, aber so richtig überwältigend war der Paarsex dann doch nicht gewesen. Der richtige Kick fehlte.

Das kann auch daran liegen, dass einige Frauen hormonbedingt weniger Lust auf Sex haben – und dazu stehen. Ab dem vierzigsten Lebensjahr (manchmal sogar früher) beginnt nämlich der weibliche Körper mit den Vorbereitungen für die Wechseljahre – es ist die Zeit der Prämenopause. Der Körper beginnt die Produktion der weiblichen Hormone Progesteron (ein Hormon, das auch den Menstruationszyklus reguliert) und Östrogen zu reduzieren. Beide Hormone beeinflussen den Zyklus. Deshalb können in dieser Phase die Zyklen kürzer oder länger und die Regelblutungen schon unregelmäßig (und auch um einiges heftiger!) werden.

Entsprechend kann es sein, dass die eine oder andere Frau auf einmal länger braucht, um wirklich in Stimmung zu kommen.

Bei Frauen der Ü40-Generation nehmen auch Menge und Qualität der Eizellen ab. Das macht es immer schwieriger, schwanger zu werden. Wer unbedingt noch einmal Mutter werden möchte, kommt dann fast nicht um den „Babymach-Sex" herum, der sich eng am Fruchtbarkeitskalender orientiert. Bei vielen verabschieden sich dabei auf Dauer die Zärtlichkeit und das Kuscheln grußlos. Das kann eine frustrierende Angelegenheit für alle Beteiligten sein.

Viele Frauen versuchen in den Vierzigern leider auch „auf jung geblieben" zu machen, frei nach dem Motto, von hinten

Lyzeum, von vorne Museum. Sie verstecken ihre Körper in weiter Kleidung, versuchen Falten und Co mit diversen Spritzen zu umgehen, machen kostspielige Kuren oder lassen sogar Operationen durchführen, zumindest, wer er sich leisten kann. Sie haben Angst, dass sie nicht mehr attraktiv aussehen, zumal wenn sie ein, zwei Kinder zur Welt gebracht haben, sie kämpfen darum, weiterhin jugendlich auszusehen. Das Bindegewebe ist nicht mehr straff, alles ist weniger elastisch, das kann die Lust auf Sex gegen null setzen. All diese Aspekte können dazu führen, dass Frauen mit Ende vierzig sagen: „Jetzt komme ich in die Wechseljahre, ich muss keinen Sex mehr haben." Die Reproduktion hat man erfüllt, in der Ehe hat man etwas geleistet, man hat Kinder geboren, darauf kann man stolz sein, aber nun ist Schluss.

Auch bei Männern verändert sich in diesem Lebensjahrzehnt der Hormonhaushalt. Auch er kann dann nicht mehr so „performen" wie bisher. Die Erektion wird weniger standhaft, er fühlt sich weniger männlich, stellt große Lebensfragen und vieles mehr. Dazu kommen wir gleich.

Und nun die Realität in meiner Praxis: Es kommen genauso viele Frauen wie Männer in den Vierzigern zu mir, wie man vielleicht nicht vermuten würde, es hält sich die Waage. Immer wieder behandele ich auch Paare, aber Paartherapien sind in der Sexologie die Königsklasse, sie sind kein Ausflug ins Disneyland, sondern eine wahre Herausforderung. Der Grund: Viele Paare, die ich erlebe, können nicht mehr miteinander reden. Meist sind sie auch enttäuscht darüber, wie sich ihre Sexualität und ihre Beziehung entwickelt haben. Und wenn sie nicht mehr miteinander reden, reden sie erst recht nicht über ihre Sexualität. Den Ablauf kennen Sie: Verliebtsein ist etwas völlig anderes als eine dauerhafte Liebe. Am Anfang herrscht große

Euphorie, zusammen möchte man sich etwas aufbauen, alles ist wunderbar, bis die Kinder, die oft zum Lebensplan gehören, aus dem Gröbsten heraus sind. Heimlich schaut man sich die Partnerin oder den Partner an, und ein Gedanke macht sich schließlich breit: War das nicht einmal ganz anders zwischen uns?

Paare können sich leicht im Alltagsstress verlieren, der sich seit den Dreißigern nicht wirklich reduziert, sondern sich, im Gegenteil, durch die körperlichen Veränderungen ungemein steigert, auch durch die Teenager im Haus oder die Eltern, die allmählich größerer Aufmerksamkeit und Pflege bedürfen. Das Leben wird einfach anstrengender. Da ist es von Vorteil, miteinander zu kommunizieren, damit eine Liebe, wie groß und alles verzehrend auch immer sie am Anfang war, wieder alltagstauglich wird. Leider gelingt das nur bedingt, die rosarote Brille beschlägt unweigerlich – immer wieder, dazu muss man nicht viel tun.

Wir alle haben Hollywood-Mythen im Kopf. Sexualität hat ganz viel mit Mythen zu tun: Sex scheint danach die natürlichste Sache der Welt zu sein, und wenn es nicht klappt, stimmt wohl mit uns etwas nicht, so denken leider viele. Oft genug erzählen mir Paare: „Wir haben nicht mehr so viel Sex wie früher und nicht mehr so häufig, vielleicht lieben wir uns ja nicht mehr.“ Viele, die derartige Sätze äußern, kennen sich rund fünfzehn bis zwanzig Jahre und entdecken irgendwann, dass sich Probleme in die Beziehung eingeschlichen haben. Ein bekanntes Muster ist: „Er steht“ nicht mehr so stabil wie früher, und sie hat sowieso keine Lust. Bei einem solchen Paarsystem wächst mit den Jahren eine wahnsinnige Frustration heran, denn, wie gezeigt, ist Sex ja nicht nur Sex, sondern noch viel mehr.

Wenn es bei ihm nicht mehr so läuft, ist er natürlich deprimiert, sein Ego ist angekratzt, sein Selbstbewusstsein angeschlagen. Er läuft bedrückt und geknickt durch das Leben. Wenn sie das beobachtet, ohne sich mit ihm darüber auseinanderzusetzen, denkt sie: „O Mann, er ist so unsexy …“ Sie überlegt vielleicht sogar, sich einen jüngeren Liebhaber zuzulegen. Immer wieder erfahre ich, dass Frauen offenbar nicht verstehen, wie wichtig für den Mann das Funktionieren seines Penis ist. Frauen können beim Sex mitmachen, selbst wenn sie keine große Erregung haben, das geht, sie können bei derartigem Sex auch schwanger werden. Männer müssen sich dafür auf ihren Penis verlassen können. Das ist ein völlig anderer Druck, unter dem sie stehen. Die wenigsten Männer sind in der Lage, so etwas anzusprechen, geschweige denn, so etwas für sich anzunehmen – doch warum ist das so? Zum einen, weil viele Männer gelernt haben, Tatsachen gern zu verdrängen: „Mach es mit dir selbst aus! Richtige Männer lösen ihre eigenen Probleme.“ Auch nicht selten ist der unbewusste Gedanke: Wenn Schwierigkeiten ausgesprochen werden, könnten sie dadurch wahr werden. *Der Gedanke an eine mögliche Niederlage bedingt die Niederlage.* Diese Aussage ist nicht von mir, sondern von Napoleon. Wer im Stressmodus ist, generiert keine Siege.

Lieber flüchten diese Männer stattdessen in eine Strategie, die sich am besten mit Vermeidung beschreiben lässt. Männer, die sich dieser bedienen, sagen plötzlich am Wochenende nach dem Aufwachen im gemeinsamen Bett: „Schatz, ich mache jetzt mal Frühstück.“ Seit fünfzehn Jahren hat er kein Frühstück mehr zubereitet, aber er möchte nicht in die Situation kommen, in der auffällt, dass er nicht in der Lage ist, eine Erektion zu entwickeln. Die Frau wiederum mag denken: Ich glaube, mein Partner findet mich nicht mehr attraktiv, vielleicht bin ich ihm mit den zwei, drei Rollen mehr im Bauchbereich zu dick. Bestimmt hat er etwas mit Frau Heller aus der Buchhaltung angefangen, die ist viel schlanker als ich. *Sie* macht sein Problem zu ihrem. *Sein* eigentlicher Fehler ist, dass er nichts sagt. Solche Paare habe ich schon häufiger in Therapie gehabt. Sie, die Frau, die mich beispielsweise als Erste aufsucht, meint dann: „Mein Mann hat eine Freundin und will keinen Sex mehr mit mir." Irgendwann schafft es auch der Mann in meine Praxis, wobei ich darauf achte, dass ich auch ihn allein zu sehen bekomme, damit er mir sagt, worum es wirklich geht und was denn los ist. Seine Antwort könnte auf folgenden Nenner zu bringen sein: Er habe überhaupt keine Geliebte, er könne einfach nicht mehr, wahrscheinlich, weil er sich nicht ausreichend um seine Gesundheit gekümmert habe, die fehlende Bewegung, die Schnitzel, die er gegessen habe, die Biere, der Wein, all das würde sich jetzt wohl rächen ... Hinter Erektionsproblemen steht heutzutage nicht die Frage, ob sie sich einstellen, sondern wann sie sich einstellen.

Bei all diesen Grundproblemen (und bei vielen mehr) wird der kleinste gemeinsame Nenner, der auch immer die Sexualität eines Paares mit einschließt, immer kleiner. Und das ist oft unbefriedigend, vor allem dann, wenn es um zwei Menschen geht, die unterschiedlich viel wollen. Das ist ein Ungleichgewicht, das sich von selbst kaum lösen lässt. Hat sie seit ungefähr drei Wochen Migräne, weil sie keine Lust auf Sex hat, kann sie kaum erwarten, dass er gut gelaunt aus dem Bett springt und den Frühstückstisch deckt. „Ah! In dieser Runde bin ich raus!" Erleichterung macht sich nur kurz breit, denn das nächste Wochenende lauert ... Stimmt in der Sexualität etwas nicht, werden sowieso irgendwann alle anderen Bereiche gemeinsamen Miteinanders in Mitleidenschaft gezogen. Es wird gar kein Frühstück gemacht, sondern wortlos aufgestanden, und vielleicht gibt es sogar getrennte Schlafzimmer. Ohne Worte! Apropos, ohne Worte: Wir alle erfahren Fremdbestätigung, was dadurch zum Ausdruck gebracht wird, wie wir uns im anderen spiegeln und gespiegelt werden. Diese Fremdbestätigung ist Teil unserer Identität. Dass jemand in dieser Form Zugang zu uns findet, hat mit den inzwischen bekannt gewordenen Spiegelzellen zu tun, speziellen Nervenzellen im Gehirn. Erstmals wurden sie bei Affen beobachtet. Indem diese unbewusst imitieren, was sie bei den Artgenossen erkennen, realisieren sie, was die anderen machen. Bei Menschen funktioniert es ähnlich. Mithilfe der Spiegelneuronen erfassen wir die Gesichtszüge eines anderen, und indem wir die jeweilige Mimik kopieren, sind wir in der Lage, uns in einen anderen Menschen hineinzuversetzen. Spiegelzellen speichern unsere frühen Bindungen, durch sie entwickelt sich unsere Persönlichkeit, zu der auch die Sexualität gehört. Und wenn uns jemand begehrt und das auch zum Ausdruck bringt, macht das etwas mit beiden.

Doch wenn das Begehren plötzlich fehlt, es nicht mehr im Gesicht der anderen Person „gelesen“ werden kann, wird es schwierig mit einem erfüllten, sexuellen Zusammenleben. In meiner Praxis wird also das Reden miteinander – vor allem über die Themen, die auch wirklich angesprochen werden sollten, obwohl es unangenehm ist – neu gelernt. Aber nicht im Sinne von: „Es wäre besser, wenn du es beim Sex weiter links oder mehr rechts machen würdest.“ Das generiert dann eher eine Bringschuld, insbesondere wenn man es jahrelang so und nicht anders gemacht hat. Zu Recht heißt es dann: „Was, das kann doch nicht sein – seit fünfzehn Jahren habe ich alles falsch gemacht?“ Ein solches Reden führt nur dazu, dass noch mehr geschwiegen wird. Es geht also vielmehr darum, dass beide damit herausrücken, wie es ihnen wirklich geht. Und wie ihre wahren Bedürfnisse sind. Dadurch entwickelt sich eine andere Stimmung, das Paar kann sich wiederentdecken und -finden, weil sich beide wieder gegenseitig zeigen. Wahre Intimität kann entstehen.

Bei alldem ist weiterhin zu fragen: Was ist denn überhaupt Liebe? Liebe heißt für mich, im übergeordneten Sinn und kurz gesagt, dass man zulässt, dass das geliebte Gegenüber sein darf und wachsen kann. Eine Partnerschaft soll auch eine Entwicklung beinhalten, einen Mehrwert. Meistens ist dieser nicht unmittelbar zu erkennen. Die Partner entwickeln sich deshalb häufig auseinander, weil es zu viele Themen gibt, die nicht angesprochen werden. Warum ist das so? Wer frisch verliebt ist, verspürt oft ein kindliches Gefühl der Freude. Damit ist gemeint: Jedes Kind will seine Bezugspersonen nicht verlieren. Als Kind sind wir abhängig von den uns umgebenden nahen Menschen, ohne sie kann kein Kind überleben. Und wer so sehr liebt, so sehr abhängig ist, fängt manchmal gerade deshalb an, den Problemen aus dem Weg zu gehen, so sehr wird die Auseinandersetzung und das eventuell darauffolgende Verlassenwerden befürchtet. Meist passieren diese Vorgänge unbewusst. Sollte jemand aber doch um die Sache wissen, wird gedacht: Eigentlich müsste ich das mal ansprechen, aber nee, ich lass das mal lieber. Ich habe gerade keine Lust auf schlechte Stimmung. Verbunden ist damit ebenso die Angst, dass das Gespräch zum Ende der Beziehung führen könnte. Lieber wird eine Schleife um die Probleme gebunden, am besten fest zugeschnürt.

Aber was passiert, wenn die Schwierigkeiten unter den Teppich gekehrt werden? Beide Personen ziehen sich verstärkt zurück, auf Dauer vereinsamt das Paar noch mehr, die Frustration steigt, es entsteht das Gefühl, dass die jeweils eigenen Bedürfnisse nicht gesehen werden. Und werden sie dann doch nach langem Schweigen zur Sprache gebracht, kann es sein, dass die mutigere, frustriertere oder ungeduldigere Person, die sie formuliert, eins auf den Deckel bekommt, weil die Behauptungen völlig aus der Luft gegriffen erscheinen.

Einmal fragte ich einen „mehr-wollenden“ Mann: „Wie ist das für Sie, wenn Ihre Frau Sie abweist?“

„Ja, was soll ich machen?“, antwortete er. „Ich finde dann keine Argumente, um sie in Stimmung zu bringen.“

„Glauben Sie, dass es die Sache verbessert, wenn Sie nichts sagen oder Argumente suchen? Außerdem: Wenn Ihre Frau nach Hause kommt und fix und fertig ist, ist Sex wirklich nötig, nur weil Sie ihn gerade wollen?“

„Meine Frau will ja sowieso nie“, entgegnete der Mann. „Ganz egal, ob sie gestresst ist oder zehn Stunden geschlafen hat.“

„Aber warum will sie denn nicht? Fühlt sie sich von Ihnen unter Druck gesetzt?“

„Vielleicht, ich weiß es nicht.“

„Machen Sie es doch einmal anders“, schlug ich ihm vor. „Gehen Sie auf sie zu, wenn sie nach Hause kommt, und sagen Sie: ‚Mein armer Schatz, du siehst müde aus. Hast du einen schwierigen Tag gehabt? Was kann ich für dich tun?‘ Was glauben Sie, wie Ihre Frau reagieren wird? Was könnte Sie denken? Dass Weihnachten und Ostern wohl zusammengefallen sind, weil Sie so freundlich mit ihr umgehen? Womöglich wird jeder Anrufer, jeder Paketbote freundlicher von Ihnen begrüßt als Ihre Frau. Da kann es sich wie ein Hauptgewinn anfühlen, wenn Sie sie mal wieder in den Arm nehmen.“

In großen Schritten kann ich bei all diesen Paaren in der Praxis nichts bewegen, es sind eher Ameisenschritte. Ich arbeite über den körperlichen Einsatz, im Wissen darum, dass der

Körper die Emotionen verändert und die Emotionen anschließend wieder auf den Körper einwirken. Wir brauchen kleine Aha-Erlebnisse, damit das Gehirn weiß, warum es etwas tun soll, das vom Gewohnten abweicht. Sind die Abweichungen zu groß, streikt das Gehirn und macht nicht mehr mit.

Mit Frauen in der Therapie ist es oft ein bisschen schwieriger. Männer, die ihre Erektion verloren haben, wissen genau, was sie wiederhaben wollen, nämlich, was sie einst hatten: einen funktionierenden Penis. Viele Frauen in den Vierzigern, die noch nie richtig genussvollen Sex hatten, wissen gar nicht genau, warum sie etwas verändern sollen. Sie wissen nicht, was sie vermissen. Oder vielmehr: Sie vermissen nichts. Vielleicht sagen sie: „Der Sex könnte besser sein." Oder: „Ich könnte mir das anders vorstellen." Aber mehr ist kaum von ihnen zu erfahren. Am liebsten würde ich diesen Frauen einen Zauber an die Hand geben, mit dem sie dann meine Praxis verlassen, um abends zu Hause zu jubeln: „Juchhu, es läuft." Aber so ist es leider nicht. Die meisten dieser Klientinnen sind verunsichert und mit großer Scham unterwegs, wenn sie durch meine Praxistür treten. Wir sitzen dann da, und ich sage: „Sie sind hier vollkommen geschützt. Ich habe eine Schweigepflicht. Sie brauchen mich nicht zu grüßen, wenn wir uns irgendwo auf der Straße begegnen sollten. Lassen Sie uns in Ruhe über Ihr Anliegen reden." Die wenigsten von ihnen haben woanders einen geschützten Raum für Gespräche, wo das Gegenüber keinen roten Kopf bekommt. Ich kann Ihnen versichern, ich bleibe blass. Sie verstehen hoffentlich, was ich damit meine?

16 Nein, ich will nicht!

Bei Paaren, bei denen sich die Sexualität schon lange grußlos verabschiedet hat, gibt es manchmal Handlungsbedarf, nämlich dann, wenn mindestens eine Person damit nicht mehr leben mag. Spricht man bei einem Paar beispielsweise den Mann darauf an, antwortet er vielleicht: „Ja, ich weiß das, aber was soll ich machen, damit die Leidenschaft wieder bei uns Einzug hält?“ Sie sagt: „Er hat beim Sex seine bestimmten Vorstellungen. Immer will er das, was ich nicht mag.“ Und er fährt fort: „Ich weiß ja sowieso nicht, was sie mag.“ Sie gesteht: „Lust, mit mir zu reden, hat er auch nie. Er wird nur unwirsch, wenn ich mein Bedürfnis nach Kommunikation zum Ausdruck bringe, und meint, was das denn nun schon wieder solle.“ Bemerkungen dieser Art sind die größten Sexkiller, die wir haben, und bei diesem Paar waren sie noch milde, ehrlich gesagt.

Ich erinnere mich noch an ein Paar, das sehr anstrengend war. Der Mann war Ende vierzig und von Beruf Anwalt. Nach der ersten Stunde erteilte er *mir* Ratschläge, meinte auch in einem bestimmenden Ton, er erwarte am Ende des Tages dieses und jenes von mir. Elegant erwiderte ich kurz vor Ende der Sitzung: „Ich denke, das passt irgendwie nicht mit uns.“ Das Paar war schon in mehreren Praxen gewesen, worüber der Anwalt abwertend redete, und seine Frau sagte rein gar nichts. Spätestens da ahnte ich, wie die beiden unterwegs waren. Ich versuche, in solchen Situationen so professionell wie möglich zu sein, aber letztlich habe auch ich als Therapeutin Gefühle. Es gibt einfach Ratsuchende, die mir mehr oder weniger liegen.

Generell gesprochen gibt es während fast jeder Beratung Themen, die den Therapeuten oder die Therapeutin *persönlich* triggern. In der Session mit dem Anwalt und seiner Frau bin ich leider ein wenig entgleist. Das Paar war seit zehn Jahren verheiratet, seit fünf Jahren hatten sie keinen Sex mehr miteinander. Sie war ein bisschen dicklich, und er saß daneben und meinte ohne Umschweife: „Wie soll ich da noch Lust haben, wenn meine Frau so dick ist." In diesem Moment stieg Wut in mir auf, und ich machte sämtliche Fehler, die man in einer Sitzung nur machen kann. Ich tappte in die Falle. Der Mann hatte sich seit Jahren nur Pornos mit jungen, schlanken Mädchen angeschaut und konnte sich mittlerweile nur mit dieser Art von Stimulation erregen. Anstatt ruhig zu bleiben, sagte ich zu ihm: „Weder sehen Sie selbst wie Adonis aus, noch haben Sie ein Sixpack. Was ist hier eigentlich das Problem?" An diesem Tag hatte ich schon mehrere Sitzungen gehabt, und mit diesem Paar wollte ich meinen Arbeitstag beenden. Schon möglich, dass ich deshalb etwas ungehalten war. Wie es weiterging?

In der Woche darauf hatte ich einen Termin allein mit seiner Frau, und endlich kam sie zu Wort. Nie hätte ich gedacht, dass sie sich wieder melden würde. Umso erfreuter war ich, sie nun besser kennenzulernen. Natürlich entschuldigte ich mich als Erstes für mein Verhalten in der letzten Sitzung. Sie schmunzelte nur und sagte, das sei noch gar nichts. So behandele er sie seit Jahren. „Ich habe mich richtig gefreut, dass ihm mal jemand Bescheid gesagt hat!", betonte sie.

Sie entpuppte sich völlig anders als ihr Mann, etwas angespannt, eher rational, aber grundlegend freundlich.

Sie sprach sehr offen mit mir über ihr enttäuschendes Sexleben, und dass sie eine Sexualität leben wollte, bei der sie die Regeln mitbestimmen könne. Sie wünschte sich, dass in ihrer

Paarbeziehung andere Dinge als Penetration Raum bekommen. Sie lebte eine unerfüllte Sexualität, die nicht zu ihr passte – und indem sie ergeben mitmachte, wenn ihr Mann sie überhaupt noch wollte, unterdrückte sie ihre eigenen Wünsche. Und weil sie eher im Kopf unterwegs war als mit ihren Gefühlen, fand sie es interessant, was ich ihr zu erzählen hatte.

Ihr gefiel es, ihren Kenntnisstand zu erweitern, sie konnte nachvollziehen, dass guter Sex sehr viel mit Wissen zu tun hat – und schlechter Sex mit Unwissen. Sie wirkte nach der Einzelstunde erleichtert, vielleicht, weil ich ihr erklärt hatte, dass sich ihre Sexualität in einem völlig normalen Rahmen bewegt, sie sich in bester Gesellschaft mit anderen Frauen befindet. Vielen würde es so wie ihr ergehen, aber sie würden einfach nichts machen. Ich sagte: „Für mich sind Sie eine Alltagsheldin, weil Sie bereit sind, sich um Ihre Probleme zu kümmern. Man kann immer etwas verbessern, zum Beispiel kann man durch den Körperansatz bei der von mir eingesetzten Therapie viel erreichen. Auch durch die Wahrnehmung kann man eine Menge verändern. Und vergessen Sie die üblichen Glaubenssätze, die es über Sexualität gibt.“

Im Fall dieses Paares sah ich bald, dass der Ehemann selbstverständlich und schon länger sein Verlangen auslagerte. Und zwar zu den jungen Damen in den Pornos, die er anschaute.

Diese Verschiebung löste bei dem Paar die Probleme aus. Denn der Anwalt wollte einfach nicht über sich und seine Sexualität nachdenken. Für ihn galt einzig und allein: „Er steht. Er kann. Ich bin.“ Eben. Vor dem Computer, mit den immer neuen Reizen war das bei ihm der Fall. Im Ehebett, erfuhr ich von seiner Frau in einer weiteren Einzelsitzung, war es leider nicht so. Zu ihr sagte er dann immer, das ginge bei ihrem Aussehen nicht. Die Frau litt nicht nur unter dieser Verurteilung, sondern fühlte sich generell nicht mehr gesehen. „Ich fühle mich nicht mehr gemeint. Ich fühle mich ungemein unattraktiv." Es war klar, so auch meine Intuition in der allerersten Sitzung mit diesem Paar: Mit diesem Mann, mit dem Anwalt, war kein Start zu machen. Wenn jemand absichtlich versucht, den Partner oder die Partnerin bis ins Mark zu treffen, und dieser eheliche Sadismus mehr und mehr zunimmt, geht irgendwann zu Recht die Lust in den Keller. Das hat mir die Erfahrung in meiner Praxis gezeigt. Und die Liebe stirbt einen manchmal sehr langsamen Tod.

Die Männer und Frauen, denen es gelingt, sich wieder körperlich zu nähern, haben wirklich etwas geleistet und verdienen den größten Respekt.

Andere Paare geben gemeinsam auf und sagen: „Wir haben immerhin eine gute Ehe, das reicht, und Sex wird auch überbewertet." Der Mann, der nicht mehr kommen kann oder höchstens noch vor seinem PC, wenn er sich einen Porno anschaut, masturbiert dann eben nur noch, wenn die Partnerin nicht zu Hause ist und er weiß, dass sie beim Sport ist oder sich mit ihren Freundinnen trifft. Ähnlich bei ihr, sie vergnügt sich mit ihrem Vibrator, was sie wiederum auch nur tut, wenn ihr Mann unterwegs ist. Beide haben in diesen Konstellationen kein Interesse an einer Paarerotik. Die Partnerschaft, die aber häufig hervorragend funktioniert, bleibt bestehen.

Ganz andere Paare berichten in dieser Lebensphase, sie würden sich nicht wirklich verstehen, aber sie hätten guten Sex. Ja, alles in Ordnung, solange es beide so wollen und irgendwie doch zufrieden, vielleicht sogar glücklich sind.

Evolutionär sind wir so angelegt, dass wir Menschen Freude und Glück maximieren möchten. Freude entstand im Laufe unseres biologischen Evolutionsprozesses als psychischer

Zustand für die Belohnung erfolgreichen Verhaltens oder einer Sehnsucht, die ein bestimmtes Handeln motiviert – weshalb wir in unserem Gehirn, im limbischen System, ein Belohnungssystem haben, das entsprechende Hormone wie das Dopamin ausschüttet. Ich habe bereits einiges dazu erzählt. Manchmal muss das Glück aber erst gesucht werden. Sie erinnern sich an die junge Dame, die gelangweilt aus dem Fenster schaute, anstatt mit mir zu sprechen. Auch bei ihr wollte ich etwas finden, das ihr Freude macht, wollte ihr Glück erst einmal suchen. Sie merken, ich habe so meine Techniken, um Ratsuchende an die richtige Stelle zu bringen.

Folglich frage ich viele Klientinnen und Klienten, ob jung oder alt: „Was macht Ihnen Spaß? Welche Gefühle kennen Sie?" Bei der Frage nach den Gefühlen antworten viele: „Wut, Trauer, Ekel." All diese Gefühle sind äußerst wichtig, insbesondere um unser Überleben zu sichern. Ekel hilft uns zum Beispiel, etwas Verdorbenes nicht zu essen – oder Menschen, die sich uns gegenüber grausam verhalten, zu vermeiden. Die Wut erinnert uns daran, dass wir uns verteidigen sollten. Die Trauer ist notwendig, um Abschied zu nehmen, um loslassen zu können. Da Freude jedoch selten genannt wird, sie aber dennoch zu den wichtigen Emotionen gehört, beharre ich auf meiner anfangs gestellten Frage: „Aber woran haben Sie denn Freude? Was macht Ihnen Spaß?"

Eine Antwort könnte sein: „Wenn ich zum Tennis gehe." Eine andere: „Wenn ich mit meinen Freundinnen Yoga mache." Oder: „Wenn ich am Wochenende mit den Kumpels auf dem Platz kicke!"

„Da haben Sie richtig Freude?", hake ich nach.

„Ja."

„Da gehen Sie gern hin?"

„Ja, da geh ich unheimlich gern hin."

„Damit haben wir doch etwas, was Ihnen Freude bereitet. Und jetzt spanne ich den Bogen einmal zur Sexualität – empfinden Sie hierbei Freude?"

„Nee, das macht mir gar keinen Spaß."

„Aber früher schon?"

„Ja. Aber das ist lange her."

„Was genau macht Ihnen kein Spaß mehr? Was war früher anders? Gibt es da bestimmte Faktoren, die Sie mir konkret nennen können? Denn Sie haben ja ein Ziel: Sie sind zu mir gekommen, weil Sie etwas in ihrer Sexualität verändern wollen, richtig?"

Bei den Veränderungen, die erwünscht sind, gehe ich immer davon aus, was bei einer Person bereits vorhanden ist. Ist eine Klientin der Ansicht, die Selbstbefriedigung mit ihrem Dildo funktioniere wunderbar, bestätige ich: „Das ist schon mal gut. Aber was ist bei Ihrer Erregung beim Solosex anders als bei der Paarerotik? Besteht ein Unterschied? Gibt es etwas, das Sie bei dem einen können oder mögen und bei dem anderen nicht?"

Vielfach zeigt sich, dass das, was jemand an erotischen Kompetenzen mitbringt, nicht kompatibel ist mit dem, was der Partner oder die Partnerin beim Sex möchte oder mag. Wenn sie etwa beim Solosex mit der Klitoris gegen die Matratze drückt, erzeugt sie Spannung, einen Erregungszustand, um auf diese Weise einen Orgasmus zu generieren. Beim Paarsex kommt sie nicht in Fahrt, weil er möchte, dass sie sich anschmiegt und mit ihm im Duett bewegt. Oder: Er ist es gewohnt, vor dem Bildschirm seinen Penis ausgiebig und mit fester Hand zu reiben. Auf einmal spürt er beim Sex mit seiner Frau nicht genug beim Penetrieren. Darauf gehe ich gleich näher ein.

Wobei: Nicht immer heißt das, dass es problematisch für den Paarsex sein könnte, wenn jemand auf eine bestimmte Art masturbiert. Eher könnte es so sein: Menschen, die sich regelmäßig selbst befriedigen, können in ihrer Paarbeziehung viel besser artikulieren, was sie möchten und brauchen. Sie können ihre Bedürfnisse mitteilen, allerdings kann es sein, dass das Reden über die eigene Sexualität dann das nächste Problem ist. Aber zum Glück kann auch das gelernt werden.

Ein anderes zwiespältiges Thema, zu dem manche Männer in ihren Vierzigern ihre ganz eigene flotte Theorie haben, ist die „Weite der Vagina" ihrer Frau. Ich hatte es eben schon in dem Beispiel mit dem Mann vor dem Computer angedeutet. Diese Männer erklären in der Praxis: „Meine Frau hat schon zwei Kinder zur Welt gebracht, dadurch ist sie inzwischen so weit geworden, dass es kein Wunder ist, dass ich nicht so viel spüre." Sie gehen gleich davon aus, dass das Problem auf der Seite der Frau liegt. Dabei könnte es aber sein, dass ich mit meinen Fragen beginne, bei ihnen selbst zu suchen, denn in vielen Fällen zeigt sich dabei eher die richtige Lösung. Viele dieser Männer kennen vom Masturbieren nur ihren eigenen strammen Griff um den Penis. Es kann sein, dass sie sich förmlich antrainiert haben – gerade in dem Alter, wo einiges nicht so einfach wie früher geht –, immer strammer zu greifen, damit sie überhaupt etwas spüren und/oder die Erektion halten können. Meine Aufgabe besteht darin, das herauszufinden. Wäre es so, ist klar, dass sie beim Paarsex nicht genug spüren. Es liegt dann nicht an der „Weite der Vagina", sondern vielmehr an ihrem eigenen Verhalten.

Wenn ich also in einer Sitzung mit einem Mann von diesem Problem höre, frage ich ganz gern: „Mit welchem Druck stimulieren Sie sich denn, wenn ich Ihnen eine Skala von eins bis zehn vorgebe?“ Es wird meist eine Sieben oder eine Acht genannt. Wer mit einer derartig hohen Spannung vor dem PC und einem Porno hockt, darf sich nicht darüber wundern, dass die entsprechenden Synapsen im Gehirn bei leichten Berührungen beim Paarsex durch die Vagina der Frau nicht mehr so freudvoll in die Ekstase katapultiert werden. Klar kann auch die Frau in so einem Fall etwas tun – ich rate meist zum Beckenbodentraining. Viel wichtiger scheint jedoch die positive Empfindlichkeit des Penis beim Mann selbst. Es kann manchmal langwierig sein, einen Mann davon zu überzeugen, dass auch er etwas ändern sollte, zumal es doch früher so einfach geklappt hat. Wenn es allerdings gelingt, ihn davon zu überzeugen mitzumachen, sind Fortschritte und Besserung wörtlich vorprogrammiert.

Bevor Menschen den Weg in meine Praxis finden, vergehen meist fünf bis sechs Jahre – das ist ein langer Leidensweg. Einige wären nie gekommen, aber weil ein Partner oder eine Partnerin einen Besuch in der sexologischen Praxis als letzte Option proklamiert, da sie ansonsten die Beziehung beenden würden, tauchen dann einzelne Exemplare missmutig bei mir auf.

Was für ein Druck! Auch für mich. Ich soll dann jemandem helfen, der oder die sich gar nicht helfen lassen möchte. Als ob jemand seinen Wagen in die Werkstatt brächte, um ihn reparieren zu lassen. Und tatsächlich bin ich keine Reparaturanstalt! Da braucht es definitiv ein Wollen, wenn die Leute zum TÜV kommen.

17 Fünfzigjährige: Männer und Frauen in den Wechseljahren

Die Wechseljahre sind ein entscheidender Einschnitt, weil sich – wieder einmal – die Hormone verändern. Die unregelmäßigen Zyklen zeigen bei Frauen, dass sie nun weniger Östrogen produzieren. Das Progesteron-Östrogen-Gleichgewicht kommt ins Wanken. Die eine schwitzt deswegen, die andere hat Stimmungsschwankungen, die Schleimhäute werden dünner, die Vagina wird trockener. Hinzu kommen manchmal Haarausfall, Depressionen oder Schlaflosigkeit – die Osteoporose-Gefahr lauert. Alles fühlt sich nicht richtig gut an. Wobei: Studien haben gezeigt, dass rund dreißig Prozent der Frauen, die in diese Phase treten, kaum Beschwerden aufweisen und weitere dreißig Prozent stärkere Veränderungen bemerken, die aber nicht als sonderlich einschränkend empfunden werden. Der Rest hat aber ernst zu nehmende Probleme, und das ist immerhin fast die Hälfte, nämlich vierzig Prozent.

Lange Zeit wurden die Wechseljahre als eine eher schamhafte Phase aufgefasst, niemand sprach darüber, denn wer wollte sich schon mit etwas befassen, das Frauen in ihrem Intimleben veränderte und sie nicht mehr so funktionieren ließ, wie man es von ihnen gewohnt war.

Wieso gibt es überhaupt Wechseljahre? Die Wissenschaft ist

sich nicht sicher. Es wird unter anderem davon gesprochen, dass Frauen aus evolutionären Gründen vor einer Schwangerschaft im Alter geschützt werden sollen. Wenn die Menschen früher aber gar nicht in die Nähe eines gewissen Alters wie vierzig oder gar sechzig kamen, widerlegt sich diese These eigentlich selbst – zumindest das Argument betreffend, dass es eine evolutionäre Entwicklung sein soll.

Eigentlich ist es völlig egal, warum es diese Wechselzeit gibt, Tatsache ist, dass sie da ist und heute als eine weitere Begleiterscheinung des Alters betrachtet werden könnte, dass Menschen länger leben als früher, nämlich weit über das geburtsfähige Alter hinaus. So oder so: Die Wechseljahre sollten mit einer größeren Wertschätzung verbunden sein, meiner Meinung nach. Ältere Frauen haben bis dahin einen super Job gemacht, haben jahrelang ihre Menstruationen durchgestanden, und viele haben Kinder geboren und umsorgt. Jetzt sind sie endlich durch.

Was hat das mit Sex zu tun? Manche Frauen haben, weil sie nun nicht mehr schwanger werden können und auch keine körperlichen Beschwerden mehr auftreten, die mit der Menstruation verbunden waren, den besten Sex ihres Lebens. Andere entscheiden sich, selbstbewusst in Sexrente zu gehen, weil sie nicht mehr einsehen, warum sie weiter Sex haben sollen, zumindest den, den sie jahrelang mit ihrem Partner praktiziert hatten und der ihnen sowieso keinen Spaß gemacht hatte – oder jetzt keinen Spaß mehr macht, weil er auf einmal, wie aus dem Nichts, wehtut.

Viele Frauen sind auch der Meinung, dass sie in den Wechseljahren für Männer nicht mehr als äußerlich reizvoll wahrgenommen werden. In Studien wurde untersucht, ob Frauen, nachdem sie keinen Zyklus mehr haben, weniger attraktiv erscheinen oder wirken. Um das herauszufinden, wurden Bilder von Frauen in der Menopause herangezogen und welche von Frauen aus anderen Altersgruppen. Anschließend ließ man diese von Frauen und Männern unterschiedlichen Alters bewerten, und zwar hinsichtlich der Attraktivität der abgebildeten Frauen. Dabei kam heraus: Frauen, deren regelmäßiger Zyklus aufgehört hatte, wurden nicht weniger attraktiv eingestuft als noch fruchtbare Frauen. Die Vorstellung, dass es so sein könnte, hängt von den gesellschaftlichen Annahmen ab, von den medial geprägten Darstellungen, die am Ende dazu führen, dass es die Frauen, die sich in dieser Phase befinden, selbst glauben und von ihrer eigenen Unsichtbarkeit überzeugt sind. Sie ziehen sich zurück, machen sich weniger zurecht und fühlen sich noch unsichtbarer. Der Teufelskreis ist geboren.

Gut zu wissen ist deshalb, dass zumindest sexuelle Erregung altersunabhängig ist. Empfindungen können erzeugt werden wie bei einer jungen Frau. Der Unterschied zu jungen Frauen ist, dass ältere eine weniger feuchte Vagina haben, sie wird „trocken", die Frauen müssen also für Sex auch wirklich erregt sein, damit es flutscht. Außerdem dauert es oft länger, sexuell in Fahrt zu kommen, auch der Orgasmus lässt manchmal länger auf sich warten. Zudem verändern sich manchmal sexuelle Vorlieben, oder Frauen stehen einfach mehr dazu, was sie eigentlich wollen. Die Vulva sieht anders aus, sie kann etwas kleiner werden. Sicher bleibt aber: Wer beim Sex in Übung bleibt, wird bis ins hohe Alter Lust empfinden und Spaß am Sex haben können.

Aber nicht nur Frauen kommen in die Wechseljahre, auch Männer durchleben etwas, was der Menopause sehr ähnlich ist, nämlich die Andropause. Die Andropause ist das Äquivalent zu den Wechseljahren, sie ist gekennzeichnet durch ein erhöhtes Risiko für Muskelschwäche, für Anämie und auch für

Stimmungsschwankungen. Bei Männern geschieht das nicht so deutlich spürbar wie bei Frauen, weil der Testosteronspiegel über Jahre kontinuierlich fällt, aber auf einmal sind die Auswirkungen da. Das freie Testosteron ist so niedrig, dass es jeder merkt.

Erzähle ich Männern von der Andropause, wollen viele nichts davon hören. Sie sollten aber davon wissen, denn jedes Jahr verringert sich das Testosteron bei ihnen – und zwar stetig. Bei Frauen ist es ein steiler Abbruch, wenn die Menstruation ausfällt, auch wenn es vorher noch ein bisschen ruckelt, die Blutung mal stärker, mal schwächer ist, zwischendurch auch mal einen Monat ganz aussetzt. Sie sind sich dessen bewusst und kümmern sich darum, was nun ansteht. Die Andropause wird von Männern jedoch ignoriert. Was Mann nicht weiß, macht ihn nicht heiß ...

Dabei beginnt der Abfall des Testosterons bei Männern um einiges früher als der Abfall des Östrogens bei den Frauen. Bereits ab Ende zwanzig befindet sich das Testosteron im Sinkflug. Doch wenn die Männer dann in der Andropause sind, wenn also ihr männliches Hormon so niedrig ist, dass die Auswirkungen zu spüren sind, passiert körperlich eine ganze Menge. Fett lagert sich an, ein Bauchansatz kommt hinzu, die Hoden produzieren durch das mangelnde Testosteron weniger Spermien, die Lust auf Sex nimmt ab.

Frauen, die im Wechsel sind oder die Phase hinter sich gelassen haben, werden nun häufig äußerst aktiv im Leben. Da die Kinder aus dem Haus sind, der Nestbautrieb nicht mehr greift, das Östrogen zwar noch vorhanden ist, das Testosteron aber irgendwie die Oberhand gewinnt, werden viele Frauen auf einmal selbstgerechter. Das sind die Frauen, die sagen: „So, ich habe hier alles für euch gemacht, jetzt bin ich mal dran."

Die Männer sind dann völlig verunsichert, können nicht fassen, was mit ihren Frauen los ist, wenn sie verkünden: „Ich bin, wer ich bin, und ich lebe mein Leben, wie es mir gefällt. Ich bin sehr zufrieden damit. Meine Sexualität ist so, wie ich das möchte. Ich muss, was für eine Erleichterung, nicht mehr jedem gefallen. Und ich bin längst nicht mehr so darauf ausgerichtet, gesellschaftskonform allen Menschen alles recht zu machen. Mir kann nichts mehr passieren, es kann nur noch besser werden. Ich komme auch allein klar!"

Es gibt viele Frauen, die in dem Alter eine Sexualität erleben, die sie vorher nie hatten – und auch das ist unter anderem eine Frage der Hormone. Das sind die Frauen, die vielleicht noch mal einen neuen Job anfangen, im Gegensatz zu ihrem Günther, der von der Arbeit nach Hause krabbelt und nichts weiter im Kopf hat als den Rentenbeginn. Sie sagt zu ihm: „Was, du hast heute Abend schon wieder nichts vor? Glaub nur nicht, dass ich mit dir vor dem Fernseher hocken werde. Es tut mir leid, ich habe wirklich keine Zeit für so was."

Folglich wächst die Zahl der „grauen Scheidungen" – der Ausdruck bezieht sich auf die Menschen, die jahrelang zusammen waren und sich ab einem Alter von fünfzig plus scheiden lassen; die späten Trennungen machen mittlerweile schon jeden sechsten Scheidungsfall aus. Viele dieser Scheidungen gehen von Frauen aus, die es vermehrt als Chance ansehen, sich neu zu erfinden. Sie haben sowieso schon einen Malkurs angefangen und sich für einen Literaturklub entschieden, während die Männer sich höchstens mit Freunden in der Kneipe treffen. Einsam war man (in den letzten Jahren) in der Beziehung ohnehin schon, es gibt also auch keine Angst mehr, allein zu sein – ein Faktor, der bei vielen Frauen dazu führte, in einer ungeliebten Beziehung zu bleiben. Denn das restliche

Leben ist unter guten Umständen noch ziemlich lang, gerade bei unserer gestiegenen Lebenserwartung. Und nur weil uns ein Mensch einmal glücklich gemacht hat, muss er es Jahrzehnte später nicht immer noch tun.

Die Männer sind dann echt angegriffen, weil sie sich nie bewusst um ihre Sexualität oder um ihren Körper gekümmert, nie „eine gute Männergesundheit“ für sich entdeckt haben. Es wäre besser, wenn sie sich nun um eine Reduzierung ihres Bauchumfangs bemühen würden, also nicht nur um den Zapfhahn, sondern um die gesamte Anlage. Denn wenn Männer insgesamt mehr Fett ansetzen, weil sie auf einmal mehr Östrogen im Verhältnis zu Testosteron im Körper haben, wird es mit der Potenz und der Erektionsfähigkeit schwieriger. Der Penis ist die Wünschelrute des Herzens. Finden sich in ihm schon Verkalkungen, und das passiert im Genital viel früher als im Herzen oder im Gehirn, ist davon auszugehen, dass Jahre später in diesen Bereichen auch etwas passieren kann. Ich sage nur: Schlaganfall und Herzinfarkt. Deswegen schicke ich Männer mit Erektionsproblemen auch immer zum Urologen: „Lassen Sie sich bitte durchchecken, und dabei sollte auch unbedingt der Testosteronspiegel überprüft werden.“ Die Hormone spielen eine große Rolle in unserem Sexualleben. Sie können uns zum Sex animieren, ihn manchmal aber auch „stilllegen“. Das Thema Hormone ist ausgesprochen komplex. Meist geht es darum, dass sich mehrere wichtige Hormone in ihrer Zusammenarbeit gegenseitig beeinflussen, sich quasi „ausschalten“ oder „antriggern“, sodass es schwer wird, genau auszumachen, wer eigentlich wirklich verantwortlich ist, wenn ich es so simpel ausdrücken darf. Wer ist hier der Bösewicht? Die Männer reagieren individuell auf die Auswirkungen, und die Folgen der Hormonumstellungen werden völlig unterschiedlich erlebt. Fakt ist: Hormone steuern den menschlichen Körper in vielerlei Hinsicht. Viele Männer wollen das nicht wahrhaben. „Nee, da können Sie mir eine Menge erzählen, mich ficht das nicht an!“, bekomme ich oft genug zu hören. Dann werden, wie schon erwähnt, die Freundinnen immer jünger, die Autos immer cooler, und auf diese Weise wird versucht, die sexuellen Schwierigkeiten zu kompensieren. Viele Männer wollen sich nicht mit sich selbst beschäftigen, es läuft auch so ganz okay. Aber zu ihrer Ehrenrettung: Sie haben es auch nie gelernt. Und zu meiner Ehrenrettung: Ja, ich weiß, nicht alle Männer sind so!

Erfahren diese Männer dann durch die jüngeren Frauen und die tollen Autos ihren Kick, klappt es auch wieder mit dem Sex. Aber nur für eine begrenzte Zeit. Irgendwann kommen sie wieder zur Ausgangssituation zurück: Sie brauchen wieder ein neues Objekt der Begierde, um ihr Belohnungszentrum im Gehirn zufriedenzustellen. Vielleicht sogar etwas Verbotenes, zum Beispiel die Geliebte, die Auszubildende im eigenen Betrieb ist. Vollkommen hot, aber eben nicht erlaubt. Mit dem Sex funktioniert das dann richtig gut. Aber kaum auf Dauer. Viele Männer spüren, dass sich das Leben verändert hat, irgendwie anders geworden ist: Sie unterliegen Gemütsschwankungen, sind müde, haben weniger Lust auf vieles, und letztlich tauchen doch immer wieder Erektionsprobleme auf, weil die Hoden auf Sparflamme umgeschaltet haben. Aber wenn sie davon nichts wissen wollen, weiterhin völlig in der Vermeidung bleiben, wird es am Ende mit dem Sex weniger und weniger, und die Frustration wird größer und größer. Bei vielen bahnen sich Depressionen an.

Oft erlebe ich bei Paaren in den Fünfzigern, dass die Frauen gar keinen oder nur noch ganz wenig Sex haben möchten, zugleich erwarten sie aber von ihren Partnern, dass sie sich nicht nach anderen Frauen umschauen. Das wird ihnen nicht erlaubt, sie dürfen keine Affäre anfangen. „Ich will keinen Sex mehr, und du darfst keinen haben!" Das ist eine schwierige Ansage, nicht immer kann das eine Beziehung aushalten. Wie auch? In einer solchen Situation beginnt bei einem Paar das Verhandeln: Ihrer Ansicht nach darf er gepflegt seinen Solosex weitermachen, aber das will er meistens nicht, er will Sex mit jemand anderem, meist sogar mit der eigenen Frau, er möchte ihn gar nicht „auslagern". Er will Nähe, die durch Sexualität generiert werden kann. Und er will bestätigt werden. Und wenn ein solches Verhandeln beginnt, ist davon auszugehen, dass es nicht in jedem Fall gut ausgeht. Dass es überhaupt gut ausgehen kann, grenzt schon an ein kleines Wunder.

Bei Paaren, die schon seit Jahrzehnten zusammen sind und die auch gemeinsame Kinder haben, gilt vielfach der Spruch: „Habt ihr noch Sex, oder geht ihr nur noch golfen?" Die fehlende Sexualität wird im Außen kompensiert. Das Oxytocin, das Herzhormon, wird auch produziert, wenn ein Paar schöne und positive Rituale hat. Man freut sich beim Nachhausekommen auf den jeweils anderen, ein gutes Gefühl von Sicherheit umgibt beide, sie haben einen großen Freundeskreis, sie sind zufrieden. Paare, die so zusammenleben, kommen Jahre miteinander aus, ohne dass sie Sex haben müssen. Sie essen gemeinsam etwas Schönes, trinken dazu ein paar Gläser Wein, freuen sich auf den Urlaub und haben ihren Spaß. Das ist auch eine Gemeinschaft, und ich bin der Meinung, in einer solchen ist das Fehlen von Sex, das Fehlen von Lust nichts, das einen beunruhigen muss.

Aber es gibt die anderen, die, die noch wollen, die auch verstehen wollen, was mit ihnen los ist, wenn immer weniger geht. Sie wissen nichts über die Hormone und ihre Auswirkungen und ebenso wenig darüber, dass man die förderlichen Dinge auch wirklich wieder fördern kann. Sie müssen nur von der Idee Abstand nehmen, dass Sex von allein passiert und nur Penetrationssex ist. Ebenso sollten sie sich nicht vom gesellschaftlichen Druck leiten lassen. Sex ist nämlich auch kuscheln und sich anschauen. Und das Handy weglegen. Wir oft bekomme ich zu hören, dass sich Menschen abends im Bett mit ihren Telefonen beschäftigen. Nie im Leben kann man dem oder der anderen Aufmerksamkeit schenken, wenn nebenbei aufs Handy gestarrt wird. Da wird die Eifersucht wieder modern. Wenn er ins Telefon grinst, bekommt sie schmale Lippen – und der Oxytocin-Spiegel geht nach unten. Wenn sie dann irgendwann frustriert genug ist, wendet sie sich ab und macht ihr eigenes Ding. Die Familie bleibt immer wichtig, aber sie sagt sich: „Ich habe auch nur ein Leben." Das Ganze lässt sich natürlich auch auf andere Geschlechterkonstellationen übertragen.

Frage ich Männer danach, wie ihr Sex ist, antworten sie meist mit: „Normal." Ich möchte dann wissen: „Kann es sein, dass Ihre Frau den Sex, den Sie haben, nicht gut findet?" „Nee", heißt es da. „Jedenfalls hat sie sich nie beschwert."

Frauen, die mit ihrem Partner nie über Sex reden wollen, sind häufig überangepasst, da sie es nicht anders gelernt haben. Oder sie schämen sich so sehr, weil sie gelernt haben: „Über Sex spricht man nicht. Und wenn du Sex magst, bist du sowieso eine Schlampe!"

Nun weiter im Programm: Ist bei dem Mann mit den Luststörungen körperlich alles in Ordnung, zumindest laut Urologe, zu dem ich den Klienten geschickt habe, sage ich: „Wenn mit der Hardware alles stimmt, lassen Sie uns doch einmal über die Software reden." Denn genau darum geht es: Das Gehirn muss aufgeweckt werden. Ich rate also, einfach mal etwas anderes als bislang zu tun. Liegt sie in der Badewanne, könnte er sich zum Beispiel zu ihr gesellen. Oder er macht ihr unerwartet Komplimente, schlägt ein „Date“ vor, eine gemeinsame Unternehmung. Das sind zunächst keine großartigen Dinge, aber nur mit kleinen Veränderungen wird es möglich, wieder „wach füreinander zu werden“, um sich einige Zeit später mit den schwierigeren Dingen aus der Komfortzone herauszubewegen. Wenn ein Paar seit dreißig Jahren am selben Tisch sitzt, er abends zum Essen immer das gleiche Bier trinkt, wird es ihm kaum auffallen, wenn sie eine neue Frisur hat. Er würde es gar nicht mehr bemerken. Aber in der Sexualität fällt es auf, wenn an minimalen Dingen gedreht wird, sie sich etwa an einem Abend einmal auf seine Bettseite legt. Da wird er schon fragen: „Was ist denn jetzt los?“ Ihre Antwort könnte sein: „Hab gerade Lust dazu.“ Besonders bei Paaren, die sich mehr oder weniger verloren haben, ist eine Umarmung schon ein großer Gewinn. Übrigens können meine Beispiele immer umgedreht und mit anderer Geschlechteraufstellung gelesen werden.

Eine Klientin in den mittleren Jahren erzählte mir am Telefon: „Ich habe eine Blockade.“

„Ich weiß“, erwiderte ich. „Das erzählen Sie mir seit zwei Monaten.“ Den Grund für ihre körperliche Blockade kannte ich. Ihr Mann hatte, wie sie herausfand, eine Freundin. Aber anstatt Eifersucht zu entwickeln, spürte sie nur Resignation. Er hatte sich bei ihr entschuldigt und die Affäre beendet, aber sie konnte mit den Erklärungen für seinen „Ausrutscher“ nicht umgehen. Zusammen hatten sie geplant, nach Asien zu reisen und dort Urlaub zu machen, sie sah sich aber nicht mehr in der Lage dazu. Letztlich war sie nicht ansprechbar, was ihren Mann betraf. „Ich denke, Sie sollten in die Praxis kommen, vielleicht können wir zusammen die Blockade lösen." Bisher hatten wir nur telefoniert.

Auch hier wollte ich wieder mit meiner Therapie, die sich auf das Körperliche bezieht, ihr Gehirn „aufwecken". Meiner Erfahrung nach kann damit das gelangweilte oder das übervorsichtige Gehirn besser aktiviert werden als mit irgendetwas anderem. Besser jedenfalls, als mit ihr nur über ihre Glaubenssätze zu reden und wie es damals bei ihren Eltern war. Natürlich höre ich mir auch all diese Dinge an, um die Gedanken von jemandem zu verstehen. Aber durch den Fokus auf die körperliche Ebene ist es möglich, auch etwas auf der emotionalen Ebene und der Wahrnehmungsebene zu verändern.

Als sie in meine Praxis kam, fing ich nach einigen Minuten gleich mit einer körperlichen Übung an: „Jetzt setzen Sie sich hin, die Füße stehen parallel auf dem Boden. Spannen Sie die Beine an, danach Ihren gesamten Körper. Ihre Hände werden zu Fäusten, die Schultern ziehen Sie hoch bis zu den Ohren. Das ist anstrengend. Merken Sie das?" Sie bejahte. „Und nun überlegen Sie mal", fuhr ich fort, „wie Sie in einer solchen Anspannung für sich selbst und für Ihren Mann eine weiche, warme Sexgöttin sein können."

Augenblicklich fing sie an zu lachen und war schon ein bisschen entspannter. Als Nächstes wiederholten wir die Übung, ich wandelte sie nur ab: „Sie sitzen jetzt völlig entspannt, Ihre Hände bleiben offen, und Sie tun so, als ob Sie mit beiden Armen einen Haufen Federn aufwirbeln." Weiterhin sagte ich: „Wissen Sie, wenn Sie Ihre Blockaden in einer jeweiligen Situation aufweichen wollen, können Sie das durch die bewusste Beeinflussung ihres Körpers versuchen, zum Beispiel mit Bewegung. Wenn Sie sich bewegen, können Sie sich nicht anspannen. Sie können dann auch besser wahrnehmen, was mit ihrem Gegenüber los ist, wie er oder sie sich verhält." Wer sich bewegt, zeigt sich außerdem freundlicher gegenüber anderen, wogegen sich ein Mensch, der angespannt ist, in einem Aktivierungsmodus befindet, nämlich in dem von Flucht oder Kampf. In der Bewegung und mit einer entsprechenden Atemtechnik wird es möglich, sich im Herzbereich zu öffnen, so besteht die Chance, dass sich wieder Oxytocin bildet. Wer angespannt ist, kann nicht gut atmen, und das Gegenüber wird weniger innig wahrgenommen, als es möglich wäre. Durch ihren Mut, noch einmal in die Therapie zu kommen, gelang das bei dieser Frau auch alles. Ein wunderbarer Erfolg für uns beide.

Eine Dame Ende fünfzig, die die Sache mit den Wechseljahren schon längst abhakt oder vielmehr durchlebt hatte, erzählte mir, sie habe Solosex und genieße es sehr. Sie fühle sich nach einem Orgasmus einfach wundervoll. Aber sie hatte ihr Leben lang eine bestimmte Stimulationstechnik, die dafür sorgte, dass sie sich mit einer sehr hohen Spannung erregte, mit hohem Druck und viel Reibe-Mechanik. Doch während ihres Tuns, meinte sie, hätte sie seltsame Vergewaltigungsfantasien. „Könnte es vielleicht sein", fragte sie ein wenig verängstigt, „dass ich unter einer beginnenden Demenz leide?"

Das war bei dieser Dame überhaupt gar nicht der Fall, es ist aber wirklich interessant, was die Menschen mit sexuellen Dingen so alles in Verbindung bringen. Ich konnte sie beruhigen und erklärte ihr, je mehr sie anspannen würde, je mehr Druck sie bräuchte, um etwas zu spüren, umso eher könnte das Gehirn mit solchen Fantasien reagieren, die möglicherweise eine logische Konsequenz ihrer Stimulationstechnik seien. Die Klientin hatte sich diesen Druckmodus beigebracht, weil sie das Gefühl hatte, dass sie sonst zu wenig spüren würde. Ich sagte ihr auch noch, dass viele Frauen Fantasien hätten, bei denen eine Frau von mehreren Männern hart penetriert wird. Und keineswegs wollten sie das real erleben.

Wer keine Lust und wenig Sex hat, hat auch in der Regel wenig Fantasien. Erst wenn sich durch die Therapie das Körpersystem ändert, es also gut läuft, tauchen die ersten Fantasien auf. Ich möchte Ihnen einen wichtigen Zusammenhang erklären: Eine Vagina ist in sexueller Hinsicht ein aufnehmendes Organ. Viele Frauen haben ihre Vagina noch nicht wirklich entdeckt. Sie stimulieren ihre Erregung über die Klitorisperle und nicht über die Vagina. Sie verbinden keine Empfindungen damit, haben keine Gedanken und Fantasien darüber, dass die Vagina ein aufregendes Organ ist, das gern Besuch empfängt und dafür sogar in der Erregung Platz macht.

Hat man das aber nie entdeckt oder gespürt, weil die Erregung rein über die Klitorisperle erfolgt, gibt es auch keine Lernerfahrungen darüber, wie eine Vagina erregt werden kann. Es besteht kein Wissen über die Tiefenrezeptoren in der Vagina, die spezifische Empfindungen auslösen können. Mochte das in jungen Jahren noch kein Problem darstellen, weil die Frau feucht war oder zügig feucht wurde, funktioniert das im Alter aufgrund der veränderten hormonellen Situation nicht mehr.

So war es auch bei der Frau mit den Vergewaltigungsfantasien, und wie bei vielen Klienten und Klientinnen fing ich die Therapie bei ihr mit Bewegung und Atmung an: „Stellen Sie sich bitte hin, schauen Sie auf die Erde, ziehen Sie die Schultern hoch und erzählen Sie mir, was Sie in dieser Position Gutes denken können." Ihre Antwort: „In dieser Haltung kann ich das nicht." Aha. Danach ließ ich sie ein paar Schritte gehen und forderte sie auf, sich im Schulterbereich zu öffnen. Auf einmal fühlte sie sich ganz anders, spürte ihr Herz, ihre Emotionalität.

Für Aha-Erlebnisse sollen Ratsuchende von ihrem Kopf in

den Körper kommen, um so nicht nur über Sex zu reden, sondern alle erotischen Nutzflächen kennenzulernen. „Bewohnt" man den gesamten Körper – so nennen wir das in der sexologischen Praxis, wenn sich jemand beginnt, ganzkörperlich zu erregen und damit auch erotische Gefühle zu verbinden –, fühlt man sich wohler im Körper. Es besteht eine größere Chance, dass trotz der veränderten hormonellen Situation die sexuelle Lust erhalten bleibt. Die neuen körperlichen Gegebenheiten haben weniger Störeinfluss. Aus diesem Grund finde ich diese Art von Körpertherapie so sinnvoll, sie hat einen positiven Einfluss auf die emotionale Ebene. Ganz wie von selbst!

18 Noch mal Erektionsstörungen! O ja!

Erektionsprobleme sind facettenreich. Weil ich es damit in der Praxis häufig zu tun habe und sie letztlich nicht auf eine Lebensphase beschränkt sind, gehe ich hier gesondert darauf ein.

Erektionsstörungen betreffen viele Männer, sie können keine Erektion bekommen oder die Erektion nicht aufrechterhalten, sodass es für Penetrationssex nicht reicht. Dass die statistische Häufigkeit von Erektionsstörungen steigt, je älter ein Mann ist, zeigt eine Auswertung auf Statista aus dem Jahr 2020: Wenn unter den Sechsundvierzig- bis Fünfundfünfzigjährigen knapp jeder zehnte Mann von einer erektilen Dysfunktion betroffen ist, so ist es unter den Sechsundfünfzig- bis Fünfundsechzigjährigen bereits jeder fünfte und unter den Sechsundsechzig- bis Fünfundsiebzigjährigen jeder dritte.

Allgemein ist zu Erektionsstörungen zu sagen, dass sich hierbei nicht so sehr die Frage stellt, ob sie existieren, sondern *wann* sich die erektilen Dysfunktionen einstellen.

Wenn ein Mann das erste Mal im Bett ein Problem mit seinem Stehvermögen hat, ist es für viele ein Malheur, unangenehm, aber es lässt den Betroffenen nicht gerade in Panik verfallen. Passiert es jedoch ein weiteres Mal, sieht die Sache schon anders aus. Es wird zur Bedrohung. Ganz gleich, mit wem es im Bett nicht klappt, das Problem lässt sich nicht lösen, indem es verharmlost wird: „Ach, das ist nicht so schlimm, probieren wir doch mal was anderes aus." Der erste Gedanke vieler Männer an dieser Stelle scheint vielmehr zu sein: „Das Ende meiner Manneskraft ist eingeläutet." Verständlich, denn für das Gros der Männer gehört ihr Penis mit seiner Stehkraft zu ihrem Gefühl der Männlichkeit. Ich stehe meinen Mann, ich stehe meinen Mann im Leben.

Die meisten Männer schleichen, wie Studien zeigen, aber erst einmal um das Problem herum und sagen lieber nichts. Denn ist die Erektionsstörung einmal ausgesprochen, ist sie plötzlich wahr und kann nicht mehr ignoriert werden, die Negativspirale nimmt ihren Lauf. Leider denken viele Männer in solchen Situationen nicht, dass sie jetzt tatsächlich ein Problem haben, das man in den Griff kriegen kann. Woher sollten sie das auch wissen, es spricht ja kaum jemand über das Thema.

Folgender Kreislauf lässt sich nun durchspielen: Irgendwann gab es eine kleine Panne beim Sex, der Penis machte mittendrin schlapp. Das kann jedem Mann passieren, er ist zu gestresst oder sehr müde, oder eine Grippe ist im Anmarsch. Gedacht wird: Na gut, das ist jetzt einmal vorgefallen, hoffentlich geschieht es nicht wieder. Im Kopf bleibt jedoch diese Erfahrung und auch die Idee, dass es sich wiederholen könnte. Hilfe, das darf nicht sein! Schon wird der Sympathikus aktiviert, allein schon aufgrund des Stressgefühls. Und gewinnt der Sympathikus die Oberhand im vegetativen Nervensystem, befindet sich die Person im Flucht- und Kampfmodus – und da soll man ja lieber keinen Sex haben. Das Gehirn setzt ein Ausrufezeichen, es liebt sich nämlich schlecht, wenn man eigentlich kämpfen oder flüchten soll. Erektion adieu!

Vielfach wird von Männerseite versucht, anfangs der Partnerin die Schuld in die Schuhe zu schieben: „Das ist ja auch kein Wunder, denn meine Frau nervt mich gerade sowieso." Was ich auch erstaunlich oft als „Lösung" in meiner Praxis gehört habe:

„Ich bleibe abends so lange vor dem Fernseher im Wohnzimmer hängen, bis meine Frau im Schlafzimmer eingeschlafen ist." Diese Männer wollen keinen Sex mehr haben, sie fürchten ihn, höchstens ziehen sie sich noch für ein eigenes Turnier zurück. Manche laden sich dabei Pornos herunter, bei denen die Inhalte immer abstruser werden. Was am Anfang als Reiz ausreicht, hilft irgendwann nicht mehr, die Steigerungsstufe wird ausgebaut. Bei vielen Männern gibt es auch die Tendenz, beim Solosex „härter zu greifen", sie klemmen mit ihrer Hand noch kräftiger um den Penis und/oder rubbeln noch schneller. Das Problem wird dadurch nicht gelöst. Und wenn, dann nur für kurze Zeit.

Viele Klienten mit Erektionsstörungen quälen sich lange, brauchen lange, bis sie sich ein Herz fassen, um darüber zu sprechen. Das ist der Zeitpunkt, wo ich sie in meiner Praxis sehe. Dass sie jetzt deutlich sagen können: „Ich kümmere mich darum!", ist ein gewaltiger Schritt.

Der einzig gangbare Weg für eine Lösung besteht darin, mehr in den Körper zu investieren, um das eigene Potenzial an Möglichkeiten für Erregung zu spüren und besser zu nutzen. Das ist manchmal mühsam, und viele meiner Klienten haben darauf keine Lust. Sie denken immer noch an ihre Gratiserektionen aus der Jugend, bei denen sie nicht viel tun mussten, der Überschuss war automatisch da. „Muss das jetzt wirklich sein, dass es so anstrengend wird?"

Der Körper hat jedoch noch eine Menge mehr zu bieten als ein einziges Stimulationsmuster. Dazu müssen aber einige Oberflächenrezeptoren mehr am Körper mit einbezogen werden, um wiederum mehr Nervenzellen miteinander zu verschalten, die Erregung befeuern, um es bildlich zu sagen. Es ist immer besser, auf mehreren Beinen zu stehen, mehrere Methoden zur Auswahl zu haben als nur die eine.

Bei den schon bekannten Übungen, die ich Männer mit Erektionsschwierigkeiten machen lasse, ist der gesamte Körper involviert, sodass sich das Emotionale mit dem Genital verbindet und wieder Kraft in einem erwächst – natürlich bleiben alle in der Praxis angezogen – die weiteren und intimeren Übungen werden zu Hause gemacht. Ich gebe den Männern Übungen mit, bei denen sie versuchen sollen, sich einmal anders bei der Masturbation anzufassen als üblich. Immer wieder betone ich, dass all meine Vorschläge nur dazu dienen, die erotische Nutzfläche des Körpers, die bei den meisten nicht ausreichend eingesetzt wird, zu erweitern.

Ich erkläre auch, dass es Zeit braucht, neue Nervenbahnen und Verschaltungen aufzubauen, denn nur weil ich mit einem Klavier um die Ecke komme, heißt das noch lange nicht, dass ich Klavier spielen kann. „Ihr Instrument ist Ihr Körper, er muss neu belebt werden, und Sie sollen lernen, darauf zu spielen", versuche ich zu erläutern. Weil viele Männer mit dem Rücken zur Wand stehen, wenn es um ihre Standfestigkeit geht, geben sie nicht auf, sondern bemühen sich weiterhin, weil sie nicht ständig auf Potenzmittel angewiesen sein wollen.

Irgendwann machen sie mit, zwei, drei Mal die Woche „trainieren" sie mit verschiedenen Beckenboden-, Wahrnehmungs- und Atemübungen. Dabei beobachten sie sich und stellen fest, wie ihr Körper darauf reagiert.

Nichts ist so wichtig, wie wieder das Vertrauen in den eigenen Körper zu finden. Die Männer haben dann auch das Gefühl, sie können es vom Regenwurm zur Anakonda schaffen.

Nachdem Männer mit Erektionsproblemen die ersten körperlichen Übungen bei mir gelernt und zu Hause ausprobiert haben, entwickeln die allermeisten schon einen besseren Bezug zu ihrem Körper, den sie, auf die Erektion bezogen, bislang nicht hatten. Meist war das auch nicht nötig, weil sie zuvor keine Schwierigkeiten mit dem Stehvermögen hatten.

Ehrlicherweise muss ich sagen, dass das nicht bei allen Klienten gelingt. Einige verlassen die Praxis mit den Worten, dass sie sich doch lieber auf die PDE-5-Hemmer verlassen wollen.

Ja, es gibt Viagra und andere Potenzmittel, ich habe schon davon gesprochen, wie diese Pillen gerade jüngere Männer absichern, wenn auch die Pillen bei ihnen nur in der Schublade liegen. Bei den älteren Männern werden die Pillen meist eingenommen. Für viele sind sie eine große Hilfe, denn die Männer nehmen an, dass es dadurch im Bett wieder funktionieren würde. Aber wenn es mit den Tabletten auch nicht funktioniert, dann brennt der Baum, dann breitet sich das Gefühl aus, das Ende naht, ich bin mit einem Bein im Grab. Deswegen warten viele Männer, verharren in einer gewissen Ängstlichkeit, hoffen darauf, dass es morgen doch besser werden könnte – wie von allein. Sie gehen in die Vermeidung.

Lieber möchten sie weiterhin vor dem Sex eine Pille nehmen – und los geht's –, als sich anders aktiv zu kümmern. Oft wissen sie auch gar nicht, dass es andere Hilfe gibt, nämlich in Form von sexologischen Praxen. Aber eine Pille wie Viagra löst nicht per se Probleme. Viele schlucken ein Potenzmittel, setzen sich hin und lösen Sudoku. Mittendrin sehen sie einmal nach unten, um zu kontrollieren, ob sich da was tut. Ohne sexuelle Lust und Stimulation passiert da aber nichts. Viagra steigert also nicht das Begehren oder die Lust, sondern es unterstützt schlicht die Fähigkeit, eine Erektion zu bekommen. Potenzmittel begünstigen eine bessere Durchblutung des Penis.

Wenn man sich ein Potenzmittel beispielsweise mit dem Wirkstoff Sildenafil besorgt, sollte man sich im Klaren darüber sein, wie es wirkt.

Interessanterweise wurde der Wirkstoff Sildenafil ursprünglich als Behandlung von koronaren Herzerkrankungen entwickelt. Es sollte entspannend auf die Herzgefäße wirken und somit bestimmte Beschwerden lindern. Es zeigte sich aber bald, dass das nur bedingt funktionierte. Dafür trat bei vielen Patienten eine besondere Nebenwirkung auf – eine stabile Erektion. So kam Sildenafil 1998 auf den Markt, um Männern in Herzensangelegenheiten der anderen Art zu helfen. Andere moderne Potenzmittel sind unter Bezeichnungen wie Tadalafil, Vardenafil oder Avanafil bekannt und wirken allesamt auf ähnliche Weise.

Da Potenzstörungen häufig im Alter auftreten, im Alter aber oft auch andere Medikamente genommen werden, ist darauf zu achten, dass sie mit Viagra & Co keine negativen Wechselwirkungen eingehen. Bei einigen Herz- oder Blutdruckmitteln ist das nämlich der Fall.

Im Alter tritt auch die Erkrankung Diabetes gehäuft auf. Bei Menschen mit Diabetes treten sexuelle Funktionsstörungen öfter auf als bei Menschen ohne Diabetes. Die Hälfte aller Männer mit Diabetes bekommen bleibende Potenzprobleme. Die Gründe für Störungen bei Diabetikern sind vielfältig. Sie können durch diabetesbedingte Nervenschädigungen, Durchblutungs- oder Hormonstörungen ausgelöst und intensiviert werden. Bestimmte Medikamente können die Einschränkung zusätzlich verstärken. Das betrifft meist ältere Männer, die seit vielen Jahren an Diabetes Typ 2 oder Diabetes Typ 1 erkrankt sind. Noch ein Grund, weswegen ich immer den Besuch beim Urologen vorschlage, um all das abzuklären und die Ursachen zu verstehen. Und wenn es von ärztlicher Seite aus einen TÜV-Stempel gibt, dann können wir in der Praxis weitermachen.

19 Hilfe, ich komme zu früh!

Ich habe in diesem Buch bereits von jungen Männern erzählt, die darunter leiden, dass sie zu früh kommen. Da dieses Problem aber Männer in jeder Altersklasse betreffen kann, schreibe ich hier ein ganzes Kapitel dazu.

Unter all den unterschiedlichen Erektionsproblemen kann ein zu frühes Kommen, also ein vorzeitiger Samenerguss, das Liebesleben ziemlich vermiesen. Die Ejakulation, die am Höhepunkt eines Orgasmus ausgelöst wird, ob zu früh oder nicht, ist physiologisch betrachtet ein Reflex, der durch Reizung ausgelöst und über ein Reflexzentrum im Rückenmark gesteuert wird.

Manche Männer haben bereits beim Vorspiel eine Ejakulation, die sie so früh nicht wollten, in der medizinischen Fachsprache spricht man dann von *Ejaculatio praecox*. Dabei hatte man sich so darauf konzentriert, dass das nicht wieder passiert. Gerade könnte man noch etwas dagegen tun und dann doch nicht – es kam, einfach so! Ein Gefühl von Ohnmacht macht sich breit, weil es mal wieder schneller ging als geplant. Mein Beispiel zeigt, wie früh eigentlich „zu früh" kommen sein kann.

Aber wann genau wird von einem Zu-früh-Kommen gesprochen? Müsste er schon eingedrungen sein? Nein. Gibt es eine bestimmte Zeit zwischen dem Eindringen und dem vorzeitigen Samenerguss? Im Rahmen einer Studie der Kölner Uniklinik aus dem Jahr 2000 wurden fünfundvierzig Männer zwischen fünfundzwanzig und vierzig Jahren in drei Gruppen eingeteilt. In der ersten Gruppe waren fünfzehn Männer, die über einen frühzeitigen Samenerguss klagten. Die zweite Gruppe bestand aus fünfzehn Teilnehmern, die der Ansicht waren, „normal" zu kommen, und in der letzten Gruppe waren fünfzehn Urologen, die ebenfalls unter keinen Erektionsproblemen litten. Alle Männer lebten in festen Beziehungen. Mittels Stoppuhr nahmen die Partnerinnen mehrmals die Zeit bis zur Ejakulation des Partners. Das Ergebnis: Die Früh-Kommer wurden im Schnitt nach zweieinhalb Minuten „gestoppt", die „normalen" nach drei Minuten. Von einem großen Unterschied konnte da keine Rede sein. Einzig die Urologen kamen auf sechs Minuten, was wohl damit zu hatte, dass sie sich von Berufs wegen mit der männlichen Sexualität befassten und sämtliche Techniken kannten. Ich bin mir da nicht so sicher und wundere mich bis heute über das Ergebnis.

Die Wissenschaft hat allerdings auch andere Definitionen parat. Für sie ist eine Ejaculatio praecox dann gegeben, wenn sieben, acht Stöße gemacht werden und es dann zu einer Entladung kommt. Oder wenn es einem Mann nicht gelingt, seinen Penis zwei Minuten lang in einer Vagina zu bewegen, ohne dass ein Samenerguss eintritt. Leider reichen keine dieser Definitionen aus, denn wie mein erstes Beispiel zeigt, kann bei einem Mann, der zu früh kommt, die Ejakulation auch passieren, bevor er überhaupt eingedrungen war. Dies wird *ante portas* genannt.

Evolutionär war eine rasche Ejakulation wahrscheinlich sinnvoll, denn in einer bedrohlichen Umwelt hatte man nicht unbedingt die Zeit, sich stundenlang hinter einem Busch zu vergnügen. In erster Linie ging es beim Sex darum, dass die Gene verteilt wurden, um das Überleben der Gemeinschaft zu sichern. Und in einer wilden Steppe mit gefährlichen Tieren musste das möglichst schnell geschehen, mithin gefahrlos.

Damit war der Sinn der Evolution erfüllt, und alles war in Ordnung. Wenn es dennoch Spaß machte, auch gut.

Jugendliche haben öfter mit einem vorzeitigen Samenerguss zu kämpfen. In ihnen ist so viel Überdruck und auch Überschuss, da passiert es leicht, dass sie zu früh kommen, geradezu automatisch von den Hormonen gesteuert. Nächtliche Samenergüsse im Schlaf sind üblich.

Ich hatte einmal einen Klienten, einen Abiturienten, der stand vor Prüfungen und Tests so unter Druck, dass er vorher auf die Toilette musste, um dort zu ejakulieren. Das hatte nichts mit sexueller Lust zu tun und erst recht nicht mit Genuss, sondern allein mit seiner enorm hohen Anspannung im Sympathikus. Danach konnte er ganz entspannt seine Prüfungen absolvieren. Auch so etwas gibt es.

Wenn es bei Jugendlichen zur Normalität gehört, bis sie lernen, ihren Samenerguss besser zu steuern, kann es bei erwachsenen Männern auch noch ein Problem sein. Das hat dann große Auswirkungen auf die Beziehungen, die diese Männer führen. Die Ursachen sind so individuell wie das Problem:

- Sexuelle Unerfahrenheit
- Mangelnde Kontrollfähigkeit
- Psychische Anspannung
- Eine Überproduktion von Samenflüssigkeit
- Gesundheitliche Gründe
- Situationsabhängige Ursachen (Stress, negative sexuelle Erlebnisse)
- Psychogene Ursachen (Sexualität wurde im Elternhaus tabuisiert, Ängste, Schuldgefühle, kein Vertrautsein mit dem eigenen Körper)
- Partnerbezogene Ursachen (Beziehungsprobleme, Streit)

Auf Dauer führt die vorzeitige Ejakulation in einer Paarbeziehung zu Verdruss. Anfangs versuchen sich alle Beteiligten noch in Geduld zu üben, hoffen darauf, dass es irgendwann gelingt, die Kontrolle über den Penis und den Orgasmus zu bekommen. Doch meist hoffen sie vergeblich. Der Mann fühlt sich wegen seiner raschen Reaktion von außen gesteuert, was natürlich keineswegs zu einem entspannten Vorgehen beiträgt. Um keine vorzeitige Ejakulation zu bekommen, versucht er es mit allen möglichen Tricks und denkt bei der bevorstehenden kritischen Phase beispielsweise an den Ärger im Büro oder an das Minus auf dem Konto. Ebenfalls unerotisch ist es, an den Mathelehrer mit dem schlimmen Mundgeruch zu denken oder an die Ex-Frau mit dem Brechdurchfall. Ein solches Vorgehen mag kurzfristig nützen, mit Sinnlichkeit hat das allerdings nichts zu tun, und grundlegend verändert es auch nichts an der Tatsache, dass er zu früh kommt.

Die meisten Ablenkungsmanöver gehen wörtlich daneben. Fruchten sämtliche Bemühungen nichts, wird die Geduld der Partnerin oder des Partners überstrapaziert, und sie ziehen sich irgendwann zurück. Das kann dazu führen, dass niemand mehr Lust auf Sex hat oder es eine gewisse Zeit braucht, um erneut das Wagnis einzugehen. Zu groß ist die Unzufriedenheit über die vorherigen Erlebnisse.

Wie gehe ich dann in der Praxis vor? Anstelle „vom Problem abzulenken“, richte ich die Aufmerksamkeit direkt auf den Körper. Wenn jemand zu früh kommt, sollte er nicht wegschauen, sondern hinschauen. Wieder einmal geht es also um den Körper. Bevor es später in diesem Kapitel an weitere Übungen geht, möchte ich erwähnen, dass ich den meisten mit diesem Problem sofort eine erste Hausaufgabe mitgebe: Der Mann soll zu Hause bis kurz vor dem Höhepunkt masturbieren, dann aufhören und wieder loslegen – nach und nach entsteht eine Wahrnehmung dafür, wann genau der Samenerguss im Anmarsch ist. Diese Sensibilisierung ist entscheidend für alles Weitere und ermöglicht es, die Phase, in der eine Ejakulation „nur" bevorsteht, zu erweitern beziehungsweise zu verlängern. Ist erst der Punkt erreicht, wo es kein Halten mehr gibt („Point of no Return"), ist es zu spät. Die folgende Phase dauert dann zwei bis vier Sekunden – es kommt.

Ich möchte noch eine Idee aus der Sexualwissenschaft der Sechzigerjahre erwähnen: die Squeeze-Technik. Dabei soll die Partnerin, der Partner oder der Mann selbst beim Sex genau in der richtigen Sekunde mit Daumen, Zeige- und Mittelfinger, die einen Ring bilden, den Penisschaft knapp unterhalb der Eichel fest zusammendrücken, bis die Erektion nachlässt. Dies sollte man wiederholt üben. Der Mann kann es beim Solosex auch selbst ausprobieren und trainieren.

Ich empfehle diese Technik nicht. Sowohl für die Partnerin als auch für den Partner ist das eine blöde Situation, und ein solches Vorgehen ist alles andere als erotisch. Will man jemanden stoppen, der gerade dabei ist zu kommen? Nein, will man nicht!

Wenn es mir auch wichtig ist, dass der Sex erotisch bleibt und es irgendwann zum Genuss kommt – beginnt der Prozess zur Besserung öfter über den Umweg, dass es überhaupt einmal funktioniert. Das kann dann auch ganz pragmatisch ablaufen: Kein Abklemmen, aber bewusste Blicke an die richtigen Stellen, plus etwas Technik. Wie mein Klient, der zu Hause die Phasen seiner Erektion und Ejakulation irgendwann regelrecht studierte.

Lassen Sie uns zu den versprochenen Übungen kommen!

Bei den Männern mit Erektionsproblemen fange ich mit kleinen kreisenden Bewegungen im Sitzen an, erst einmal sollen sie spüren, dass die hohe Anspannung, die ihre Entladung im wahrsten Sinne des Wortes in die Hose gehen lässt, nicht sein muss. Dazu setzen wir auch den Beckenboden ein, spüren nach, wie sich dieser zusammenzieht und im Inneren des Körpers mitbewegt. Die Männer sollen die mehrfach erwähnte Beckenschaukel machen (s. Kapitel 3, u. a.), sollen dabei ruhig ein- und ausatmen, um zur Ruhe zu kommen. Das alles wird zu Hause weitergeübt, damit sie für sich eine gewisse Sicherheit erlangen und wahrnehmen, wo der Unterschied zu vorher war – natürlich erprobt beim Solosex. Das können dann schon mal gemütliche zwanzig Minuten oder sogar länger sein, die Männer sollen den Zeitrahmen finden und nutzen, der besteht, *bevor* sie den Samenerguss nicht mehr halten können. So nehmen sie ihre Erregung wahr, den Point of no Return, aber auch, wie sie ihn hinausschieben können. Sie registrieren die einzelnen Reflexe oder Impulse, darunter die Muskelkontraktionen, die den Blutdruck erhöhen, damit der Penis richtig steht, und die dann letztlich zum Samenerguss führen. Bei der Modulation ihrer Erregung werden sie von ihrem Beckenboden unterstützt, den sie nun dabei bewusst einsetzen können. Ja, sie haben gemerkt, dass sie einen Beckenboden haben und dass man ihn auch bei der Erregung steuernd einsetzen kann.

Das Zusammenspiel von Atmung (kurz einatmen und länger ausatmen – das aktiviert den Parasympathikus), einem kreisenden Becken und dem Nachspüren der Muskulatur wende ich also nicht nur bei den jungen Wilden an, denn diese Techniken haben sich bei allen Altersstufen gleichermaßen bewährt. Grundsätzlich geht es darum anzufangen, sich und den eigenen Körper besser zu spüren, das ist die große Gemeinsamkeit.

Schließlich beginnen die Männer zu verstehen, dass die Atmung in ihrem Körper bis ganz nach unten geht, in ihr Becken, in ihren Penis. Sie können das Ganze gern vor dem Computer üben, also mit Pornos, wobei ich auch empfehle, es beim Masturbieren ohne Pornos zu versuchen, denn die Männer sollen ihre ganz eigenen Fantasien und erotischen Gedanken laufen lassen. Ihr Penis soll in die eigene eingeölte Faust penetrieren (das mögen die Männer übrigens sehr gern). Dabei dürfen sie sich vorstellen, in diesem Moment mit der Partnerin oder dem Partner zusammen zu sein.

Letztlich geht es um eine Stressminderung. Interessant ist, dass Männer ihre zu frühe Ejakulation besser überwinden können, wenn die feste Partnerin oder der feste Partner mitmacht und sie darin unterstützt, die Übungen später auch beim Paarsex auszuführen. Die Angst zu versagen, die die Muskulatur so anspannen lässt, wird dann geringer – und es kann wieder funktionieren, etwas längeren Sex zu haben, ohne dass der Samenerguss ungeplant kommt.

Ein Paar, das sich über eine Anzeige kennengelernt hatte und schon seit einigen Jahren verheiratet war, erschien in meiner Praxis. Der Termin bei mir war ein Geschenk der Frau an ihren Mann, sie wollte, dass er nicht länger zu früh kam. Nach dem gemeinsamen Gespräch trafen wir uns in meiner Praxis zum Einzelgespräch. Sie kennen diesen Mann schon, ich erwähnte ihn bereits, als es um Masturbationstechniken ging.

„Wir waren drei Jungs in einem Zimmer", erzählte er, nachdem ich ihn nach seiner Kindheit gefragt hatte und ob er allein oder mit Geschwistern in einem Raum geschlafen hätte. Der klassische Fall. Wer sich, als Teenager unter der Bettdecke versteckt, erotisch betätigt, lernt automatisch, die Luft anzuhalten und sich zu beeilen. Er könnte ja entdeckt werden – Sie erinnern sich, die gefährlichen Tiere in der Steppe?

Heutzutage kann eine Gefahr in vielen Varianten oder Gesichtern um die Ecke schießen. Der Klient beschrieb sich selbst als zuvorkommend, dennoch hätte er immer Probleme in seinen Beziehungen gehabt, nie hätten sie länger gehalten, außer die mit seiner jetzigen Frau. „Ging ich mit einer Frau ins Bett, konnte ich schon im Vorfeld sagen, dass es bei diesem einen Mal bleiben würde, denn wenn sie merkte, dass ich einen frühzeitigen Samenerguss hatte, erklärte sie: ‚Wenn du das nicht regelst, habe ich keinen Bock mehr.'" Seine Frau hatte mehr Geduld, wollte aber schließlich auch eine Verbesserung der Situation, erhoffte sich dadurch mehr Nähe und weniger Frustration ihrerseits, wenn der Sex länger dauern würde.

Bei den beiden hatte ich eine Paardynamik feststellen können, die sehr zugewandt war: liebevoll, geduldig, sie passten aufeinander auf, die Frau meckerte nicht herum, weil es nicht klappte und so nicht weihergehen könne – und trotzdem funktionierte es nicht. Das Verständnis der Ehefrau reichte nicht aus, um das „Problem" zu beheben.

Was war zu tun? Inzwischen gibt es Medikamente, die den Samenerguss hinauszögern können. Dazu zählt ein neues Antidepressivum (Dapoxetin, eine orale Therapie in Tablettenform), bei dem sich die ejakulationsverzögernde Wirkung unbeabsichtigt gezeigt hat. Dapoxetin beeinflusst den Ejakulationsreflex im Gehirn, indem es ihn verzögert. Hilfreich können auch anästhesierende Gels und Cremes sein, die auf die Eichel des Penis aufgetragen werden, sodass die Empfindung und damit die Erregung reduziert wird. Die medikamentöse Therapie behebt aber nicht das Problem an sich. Die hohe Anspannung führt nicht dazu, wirklichen Genuss zu erleben, und auch nicht, sich selbst immer mehr zuzutrauen, sodass sich eine positive sexuelle Identität entwickelt. Dazu gehört auch, über erotische Kompetenzen zu verfügen, zum Beispiel Geschlechtsverkehr haben zu können, ohne zu früh zu kommen. Gelingt es, dieses Problem in den Griff zu bekommen, können sich die Männer, ob jung oder alt, ganz anders aufstellen, ihre Gefühle eher zulassen und den Stress über dieses leidige Thema streichen.

Der zuvorkommende Mann, der die Therapie bei mir von seiner Frau geschenkt bekam, hatte nicht die geringste Vorstellung davon gehabt, dass eine solche Ausweitung der sexuellen Kompetenzen möglich sein kann. Er konnte den Zusammenhang nach einigen Gesprächen bei mir in der Praxis aber bestätigen, denn er hatte sich komplett inkompetent und unsicher gefühlt. Er war über eine Anzeige auf seine Frau gestoßen, und zum Glück hatte sie alle anderen Interessenten abserviert, sie waren ihr zu forsch und aggressiv erschienen. Da passte seine zuvorkommende Art besser ins Bild.

Nun gelang es ihm, die großen Gefühle für seine Frau zu modulieren, sodass sie ihn nicht mehr überrumpelten, er nicht mehr so angespannt war, weshalb „es" einfach passierte. Nein, dieser Ablauf ereignete sich immer seltener. Irgendwann war er in der Lage, seine Ejakulation länger zurückzuhalten. Im nächsten Schritt fing er an, über Genuss und Lust nachzudenken. Und auf einmal funktionierte es so, wie es sich die beiden vorgestellt hatten. Bei seinem letzten Besuch bei mir in der Praxis kam er ins Schwärmen und erzählte mir, wie schön der Sex mit seiner Frau sei, weil er mittlerweile komplett vergaß zu überlegen: Oje, wenn es jetzt schon wieder nicht funktioniert ... Er hatte auch den Fokus nicht mehr ausschließlich auf den Körper seiner Frau und ihren Gesichtsausdruck gerichtet, sondern auch auf sich selbst und den eigenen Körper. Er war nicht mehr länger damit beschäftigt, irgendwelche negativen

Gedanken in seinem Kopf herumkreisen zu lassen, verbat sich, dass der Kopf das Sagen hatte, und ließ es laufen, ohne daran zu denken, was zu tun wäre, wenn es auf einmal nicht so geht, wie er es sich gewünscht hatte. Das war kein Hexenwerk, sondern eine Verlagerung des Verstandes in den Körper. Der Klient begann sichtbar aufzublühen, weil er auf einmal wusste, wie er mit seinem Körper umzugehen hatte, wenn der Druck zu groß wurde. Plötzlich war er „entladungserfahren". Dadurch fühlte er sich sicherer, die Hektik verabschiedete sich und Ruhe kehrte in ihm ein. Im Grund fand er zu seiner Männlichkeit, die er schon lange gesucht hatte. Kompetent. Und bei sich. Er war gestärkt, weil er sich seines männlichen Wertes, auch im Bett, bewusst war. Und er hatte begriffen, dass er nicht allein für die Lust seiner Frau zuständig war, sondern sie sich schon auch genussvoll um sich selbst kümmern konnte. Ein entspanntes Gefühl – und sehr sexy.

20 Sechzig plus: Eine andere Qualität und zum Glück noch mehr

Die jungen Alten, also die ab sechzig, freuen sich über Zärtlichkeiten und sind zufrieden, wenn sie einmal Sex haben (und wissen, dass es nicht immer klappt). Viele informieren sich mehr über ihren Körper, nicht zuletzt, weil sie mehr Zeit haben, sich Zeit lassen, ja, sich die Zeit nehmen – für all die Dinge, die im Leben wichtig sind. Sie müssen nicht mehr hundert Freunde treffen, stattdessen ist ihnen bewusst, dass nicht in der Quantität, sondern in der Qualität ihre Zufriedenheit liegt. Das betrifft auch die Erotik. Und hier gilt: Es muss überhaupt niemand Sex haben, wenn es gerade nicht sein soll. Wenn diese jungen Alten abends ins Bett gehen, sich an der Hand halten und sich noch ein kleines Küsschen geben und damit zufrieden sind, ist alles gut.

Ein Problem taucht nur dann auf, wenn jemand unzufrieden ist, wenn es gefühlt nicht reicht, was sich im Bett abspielt.

Eine Berliner Studie hat ergeben, dass ältere Menschen weniger Sex haben und auch weniger daran denken – wenigstens im Vergleich zu jüngeren Menschen –, es sei denn, sie sind gerade frisch verliebt, dann haben ältere Menschen häufiger Sex als beispielweise dreißigjährige Singles, wie eine andere Studie zeigte. Überraschend ist das nicht. Es existiert auch im Alter weiterhin ein sexuelles Bedürfnis, wie Wissenschaftler herausgefunden und in der Fachzeitschrift *Psychology and Aging* veröffentlicht haben – wobei ihnen die Berliner Altersstudie II zur Verfügung stand, die zwischen 2009 und 2015 erhoben wurde. Insgesamt werteten die Wissenschaftler die Daten von tausendsechshundert Menschen im Alter zwischen sechzig und achtzig Jahren aus. Diese Daten wurden dann mit denen einer Kontrollstichprobe von sechshundert Erwachsenen zwischen zwanzig und fünfunddreißig Jahren verglichen. Das Resultat der älteren Gruppe: Jede und jeder wünscht sich eine lebenslange erotische Belebung, wissend, dass sich die Erotik im Alter ein wenig verändert.

Doch Sex im Alter, besonders bei den alten Alten, also ab siebzig plus, ist gesellschaftlich noch immer ein Tabuthema, wobei sich in unserer Gesellschaft diesbezüglich etwas geändert zu haben scheint. Den Anfang machte 2008 der Regisseur Andreas Dresen, als er den Film *Wolke 9* drehte, in dem es um die Liebesgeschichte zwischen Inge und Karl geht. Inge ist fast siebzig, und Karl wird bald achtzig. Sie entwickeln Gefühle füreinander, und in dem Film werden auch Nacktszenen der beiden gezeigt, mit all den Falten, die Senioren in diesem Alter haben. Das war für viele Zuschauer ungewohnt, schockierend, einige fanden das sogar abartig. Seitdem zeigte Hollywood mehrfach Haut, ja, und auch Ältere, die sich sexuell vergnügten, beispielsweise Emma Thompson in dem Film *Meine Stunden mit Leo* (2022). Die Schauspielerin erzählte sogar in einem Interview, dass sie sich lange Zeit überlegt hatte, ob sie die Szene, in der die ältere Hauptperson, die sie spielte, komplett nackt vor einem Spiegel steht, wirklich selbst drehen wollte. Ihre Antwort für sich und für den Regisseur: „Ja, ich drehe es selbst, ich möchte ein gesellschaftliches Statement setzen."

Meiner Meinung nach ist es absurd, dass man im Alter keinen Sex mehr haben soll, beziehungsweise ist es schade, wenn jemand annimmt, dass Sex im Alter nicht mehr möglich ist.

Sex ist ja nicht nur Penetration, es kann verschiedene andere sexuelle Aktivitäten im Alter (und auch sonst) geben: Hautkontakt, Austausch von Zärtlichkeiten, Orgasmen, ja, Sex ohne Geschlechtsverkehr – all das hat kein Verfallsdatum. Doch wie mache ich als älterer Mensch sexuell weiter, ohne mich zu schämen, wenn mir die Gesellschaft doch nahelegt, dass der Sex irgendwann „vorbei“ sein sollte? Schämen sollte man sich auf keinen Fall!

Die sexuelle Selbstbestimmung ist ein Menschenrecht, Sexualität ist ein zutiefst menschliches Bedürfnis. Und endlich tut sich diesbezüglich auch etwas in den Seniorenheimen – es tat sich schon immer etwas, wurde aber häufig vom Personal für „nicht gut“ oder beschämend gefunden und somit unterbunden. (Das betrifft genauso die Sexualität bei Menschen mit Behinderung. Zu lange wurde angenommen, dass diese „besonderen“ Menschen kein Interesse an Sexualität haben. Inzwischen weiß man es besser.) Mittlerweile gibt es erste Versuche, die sich auch als fördernd für die Gesundheit dieser Menschen bestätigen: Sexualassistenz, Sexualbegleitung, Angebote für Menschen, die Hilfe bei der Realisierung ihrer sexuellen Bedürfnisse brauchen. Was im Rahmen einer solchen Begleitung stattfindet, ist je nach Anbieter oder Anbieterin unterschiedlich, vielfach wird nach passiver und aktiver Sexualassistenz unterschieden. Unter eine passive Begleitung fällt etwa die Beschaffung von Pornos, bei der aktiven Begleitung können Mitarbeitende in die sexuelle Handlung mit einbezogen werden. Das Problem ist allerdings, dass eine Sexualbegleitung mit der Heimleitung besprochen werden muss. Viele Heime sind jedoch entschieden dagegen: „Das geht hier nicht, das ist hier nicht zu bewerkstelligen", heißt es in der Regel. Ebenso gestaltet es sich mit den Verwandten, mit den nun erwachsenen Kindern, denen das Thema meist auch unangenehm ist und die erst Hemmschwellen überwinden müssen. Einige Krankenkassen unterstützen die Sexualbegleitung, da sich herausgestellt hat, dass sich Sexualität im Alter positiv auf die Gesundheit der Älteren auswirkt, wie eben bereits angemerkt.

In dieser Hinsicht wird es auch einen Ruck geben, wenn erst einmal die Generation der Achtundsechziger in die Seniorenheime Einzug halten – die sind anders sozialisiert als die Frauen und Männer, die in den Fünfzigerjahren erwachsen wurden. Das ist die Generation, die sich schon immer nahm und nehmen wird, was sie möchte.

Im Alter kann noch alles funktionieren, das Körperliche dauert nur etwas länger. Und wenn wir über Alter sprechen, müssen wir über Akzeptanz sprechen. Es wäre zu schön, wenn akzeptiert würde, dass es sexuelle Bedürfnisse auch bei Älteren gibt und die Sexualität noch funktioniert. Ich trage eine Brille, aber es ist nicht so, dass ich überhaupt nicht mehr sehen kann – ähnlich ist es bei Sex unter Älteren. Es geht bei der Sexualität im Alter vermehrt um Qualität – zumindest könnte es so sein.

Vor einiger Zeit suchte mich eine neunundsiebzig Jahre alte Dame auf und meinte: „Der Sex mit meinem Mann ist so schön, er braucht jetzt auch ein Vorspiel."

Wie diese Neunundsiebzigjähre gibt es viele, die noch sexuell aktiv unterwegs sind. Viele von ihnen trauen sich bei Problemen jedoch nicht, ihre Ärztinnen und Ärzte um Rat zu fragen, auch weil diese zum Teil ablehnend reagieren würden. Meist sind die Fachkräfte in ärztlichen oder psychologischen Praxen nicht im Bereich Sexualität ausgebildet. Bei vielen Menschen besteht aber nach wie vor der Trugschluss, dass diese Praxen die richtigen Anlaufstellen wären. Wie mir allerdings oft genug berichtet wurde: Im Psychologie- und im Medizinstudium spielte die Sexualität der Menschen bislang kaum eine Rolle. Nein, auch nicht in der Gynäkologie oder in der Urologie. Es geht also darum, sich Hilfe und Rat zu holen – *an der richtigen Stelle*. Wenn eine Fünfundsiebzigjährige erklärt: „Ich habe noch Lust, aber es tut da und dort weh", wird in der gynäkologischen Praxis schlicht zu oft mit den Schultern gezuckt. Sollte sich eine Ärztin oder ein Arzt im Bereich Sexualität fortgebildet haben, gibt es dort in der Praxis (Gynäkologie und Urologie) ohnehin keine Zeit für Gespräche, wie sie in der sexologischen Praxis stattfinden: eine volle Stunde – oder mehr. Klientinnen und Klienten bekamen in solchen Fällen gesagt: „Seien Sie doch froh, wenn Sie nichts Schlimmeres haben." Oder: „Stellen Sie doch das Thema Sex jetzt besser ab." Da sage ich doch gleich: Ab in die sexologische Praxis!

Wenn es um Sexualität im Alter geht, ist noch wichtig zu wissen, dass bestimmte Medikamente, etwa Antidepressiva oder Medikamente aus dem psychiatrischen Bereich allgemein, die Lust hemmen oder den Orgasmus verzögern können. Auch bei der Einnahme von Betablockern wird es mit der sexuellen Lust schwieriger. Da können Ärztinnen oder Ärzte jedoch gegensteuern.

Wo ist denn der Knackpunkt bei Sexualität im Alter? Wieder einmal geht es um Akzeptanz. Das bedeutet nicht, ich bin jetzt alt, und es muss akzeptiert werden, dass beispielsweise keine Penetration mehr möglich und der Sex deshalb vorbei ist. Akzeptanz bedeutet, dass man die Situation nicht einfach hinnimmt, sondern sagt: „Ja, die Situation ist eine andere, komm, wir suchen uns neue Wege." Oft sage ich Klienten: „Der Penis ist die Wünschelrute des Herzens." Was bedeutet das? Wer nur noch vor dem Fernseher sitzt, zeigt im negativen Sinne die Akzeptanz der Situation: Das ist jetzt einfach so! Er will seine Erwartungshaltung nicht ändern und sie an die neue Situation anpassen. Er will auch nicht mehr auf seine eigentlichen Emotionen hören.

Aber wenn man nie versucht hat, in der Beziehung neue Pfade zu beschreiten, wird es im alten Alter erst recht schwierig. Leider gibt es viele Paare, die sich ein Leben lang nie gut verstanden und nie die Energie hatten, diesen Zustand zu beenden. Klar wird es dann schwierig, es ausgerechnet in den alten Tagen noch verbessern zu wollen. In der Praxis erlebe ich immer wieder, dass auch ältere Paare nicht mehr miteinander reden, es keinen Austausch gibt. Es scheint alles klar zu sein, und alles wird routiniert erledigt. Sie haben sich nichts mehr zu erzählen. Er sitzt zu Hause in seinem Wohlfühlbeutel am Tisch und löst Kreuzworträtsel und Sudokus, sie sieht fern. Und fertig. So sollte das Suchen und Finden von neuen Wegen, auch das Suchen nach Hilfe, nicht aussehen.

Wünschenswert wäre, dass die Ehe oder Beziehung eine Entwicklungsmaschine für persönliches Wachstum ist. Ab sechzig hört doch die Entwicklung einer Partnerschaft nicht auf. Ist es nicht gerade die Zeit, in der man endlich zeigen kann, wer man wirklich ist? Weil man nicht mehr so viel Lebenszeit hat, muss man nicht mehr nur funktionieren – kann sich *gerade* entwickeln, die eigene Emotionalität verändern.

Es geht darum, das Gehirn weiterhin herauszufordern, und das ist möglich. Neurophysiologische Forschungen bestätigen, dass das Gehirn bis weit über achtzig dazulernen kann. Aber wann ist es in einem solchen Modus? Nicht, wenn ich dasitze und sage: „Jetzt mache ich jeden Tag ein Sudoku, weil mein Gehirn dadurch gewissermaßen fit bleibt." Für neue Entwicklungen braucht es neuronale Verknüpfungen, die dann entstehen, wenn Erlebnisse mit großer Freude gekoppelt sind.

Was heißt das? Ein Beispiel: Beim Stammtisch erzählt ein Fünfundsiebzigjähriger seinen Kumpels bei ein paar Bierchen: „Ich möchte noch mal Dänisch lernen." Alle Stammtischler geben ihm zu verstehen: „Du bist nicht ganz dicht, das wirst du nie durchhalten." Ein paarmal besucht der Fünfundsiebzigjährige in der Volkshochschule einen entsprechenden Kurs, aber nach ein paar Stunden muss er sich eingestehen: „Das ist mühsam, meine Kumpels hatten recht." Sein Gehirn hatte bei diesem schwierigen Unterfangen nicht mitgemacht. Die Situation sieht aber ganz anders aus, wenn sich der Fünfundsiebzigjährige in eine sechzigjährige Dänin verliebt. Das Erlernen ihrer Sprache wird nun funktionieren, weil es mit Freude und Begeisterung gekoppelt ist. Begeisterung ist hier im Sinne von Hingabe gemeint. In dieser Kombination bildet das Gehirn schneller neue Synapsen aus und ermöglicht das Lernen neuer Fähigkeiten.

Wer sich in der Sexualität noch etwas Neues aneignet, trotz künstlichem Knie, trotz Gehbehinderung, trotz Rücken, erlebt Ähnliches. Zumindest dann, wenn man sich vorher um die eigene Sexualität gekümmert hat, wenn sie einen interessierte. In diesem Fall werden Dinge akzeptiert, die im Alter auf einmal anders sind. Paare versuchen, das Beste daraus zu machen: Im Vorfeld gibt es eine zärtliche Massage, mal klappt es mit dem Orgasmus, mal auch wieder nicht. Das ist völlig okay, ebenso, dass mehr Zeit für die Stimulation benötigt wird.

Voraussetzung für all das ist, sich mit den altersgemäßen Veränderungen anzufreunden, sonst schafft man es nicht.

Wichtig zu wissen ist dabei, dass sich der Penis und die Vagina im Alter verändern, genau genommen der ganze Körper, auch der Körperumfang nimmt zu. Tatsache: Der erigierte Zustand von Penis und Klitoris ist nicht mehr so hart, alles wird weniger groß. Es stellen sich zudem Durchblutungsstörungen ein, hormonelle Veränderungen, Prostataprobleme, ab sechzig geht es damit erst richtig los. Bei den Frauen werden im Alter die Schleimhäute dünner, die Lubrikation, das Feuchtwerden, dauert länger. Da hilft Gleitgel noch mehr als zuvor schon in den Wechseljahren, da sollten Stellungen gesucht werden, die bequem sind. Zum Beispiel mit einem Kissen unter dem Po, damit sie etwas erhöhter liegt, oder auf dem Esstisch – der Fantasie ist da freien Lauf gelassen. Wenn beispielweise der Penis nicht steht, gibt es Hände und Zungen, gibt es andere Möglichkeiten, intime Freuden zu teilen. Wenn eine Brust fehlt und es an dieser Stelle auffällige Narben gibt, macht gedämpftes Licht und ein schönes, kurzes Nachthemd den kleinen, aber feinen Unterschied. Es wird immer wichtiger, dass es sich richtig anfühlt. Vielleicht sollte auch mehr geküsst und auf ein Spüren von Haut auf Haut geachtet werden. Nähe wird noch bedeutungsvoller. Mehr Kreativität, mehr Intuition ist gefordert, dann kann man noch weit über sechzig ein Sexualleben haben, das schön ist und sich gut anfühlt. Und: Es ist die große Chance, aus dem Leistungsdruck herauszukommen und die Aufmerksamkeit auf intime Momente zu verstärken, ohne Stress. Wer das nicht für sich annehmen kann, gibt irgendwann auf.

Im Laufe des Älterwerdens sollten sich alle Menschen Inseln des Schönen suchen. Einen Schutzwall gegen all die Störungen errichten, die im Alter nicht weniger werden, um vor den entsprechenden Stürmen gesichert zu sein. Es geht unter anderem um Akzeptanz, bis hin zur Trauerarbeit, in die man gehen sollte. Weiterhin sollten die eigenen Wünsche und Bedürfnisse noch mehr und noch offener kommuniziert werden. Dabei ist es entscheidend, sich bewusst zu machen, dass man nichts mehr zu verlieren hat. Wenn nicht jetzt, wann dann? Sonst wird man sterben, ohne es ausprobiert zu haben. Sexualität kann dann eine lebenslange Kraftquelle sein. Also: neugierig bleiben, offen bleiben, positiv bleiben. Nicht abstumpfen, nur weil der Körper länger braucht. Die Sinne sinnlich halten.

Was kann noch schön sein? Wenn ein Paar jeden Sonntag gemeinsam in die Badewanne steigt (sofern man wieder herauskommt). Wenn es beim Spazierengehen Händchen hält. Wenn man jeden Freitag in die Sauna geht und sich anschließend mal berührt und mal nicht. Was auch immer man macht, Hauptsache, es bereitet Freude. Das Gehirn wird so immer wieder neu aufgestellt, und man bleibt insgesamt positiv unterwegs.

Es gibt keine wissenschaftlichen Daten darüber, wie sich Sexualität im Alter gestalten lässt. Das ist sehr individuell, was gerade passt sozusagen. Mit entscheidend ist, keine Vergleiche zu früher anzustellen: „Früher haben wir aber ...“ Sexualität unterliegt einem Prozess des Wandels. Es gibt auch Paare, die gar keinen Sex mehr haben. Vielleicht haben sie einen intensiven emotionalen Austausch und sind sich dadurch sehr nah. Schlechter Sex ist bestimmt nicht besser als kein Sex.

Das Alter ist eine Chance, um die emotionale Intensität zu stärken. Ich kann meine Sorgen mit dem Partner oder der Partnerin teilen: „Mein Herz spinnt heute wieder, mein Rücken tut mir weh.“ Und der andere sagt: „Bleib mal sitzen, ich hole dir einen Tee.“ Es geht nicht mehr darum, dass man noch vom Schrank hüpfen kann. Es geht um Menschlichkeit, um das, was die Liebe wachsen lässt. Um die unaufgeregten, nicht geplanten Momente. Ein tiefer Blick, ein Kuss, eine Umarmung: „Ein schlechter Tag für dich, das tut mir leid!“ Um ein Sich-gut-Verstehen.

Wir alle haben nur ein Leben, das jetzige Leben ist keine Generalprobe. Dann kann auch mal in den späteren Jahren eine Ehe zu Ende gehen, selbst wenn man sich das auf dem Wunschzettel einst nicht angekreuzt hatte. Keineswegs sollte man sich nämlich noch im Alter das Leben zur Hölle machen, dann lieber gehen.

Ich wiederhole mich: Kommunikation ist immer wichtig, aber in diesem Altersabschnitt ganz besonders. Sturheit ist im Alter nicht angebracht – und sonst auch nicht.

Ein Beispiel: Eine Frau, eine Mittsechzigerin, kam zu mir, weil sich ihr Mann, Ende sechzig, sexuell total zurückgezogen hatte. Er war in der Vermeidung, wollte ihre Probleme nicht wahrhaben, und sie hatte nicht verstanden, warum. Anfangs war Sex für beide wichtig gewesen, insbesondere um sich nach einem Streit wieder zu versöhnen – dabei ging es um ein Abgleichen von Nähe. Als er begann, Sex zu umgehen, hatte sie sich anfangs nichts dabei gedacht, höchstens: Er hat Stress. Dann war er länger weg, dann sie, aber als er plötzlich als Erster aus dem Bett hüpfte, da wurde ihr klar, dass irgendetwas nicht stimmte. Sie überlegte: Hatte er eine Geliebte? War sie für ihn nicht mehr reizvoll? Diese Fragen stellte ich ihm auch, als ich ihn allein in der Praxis hatte: „Nun mal Hand aufs Herz ...“

Ehrlich erzählte er, was ihn umtrieb. Seit dreißig Jahren waren die beiden ein Paar. Er hatte keine Geliebte, und es störte ihn auch nicht, dass sie zugenommen hatte. Für ihn war seine Frau immer noch attraktiv. Sein Problem war, dass er nicht mit ihr darüber reden, ihr nicht zeigen konnte, wie sich seine Sexualität durch das Älterwerden verändert hatte. Ihr Problem war nicht die mangelnde Libido, bedingt durch seine zunehmende Erektionsschwäche, sondern dass er sie nicht mit einbezogen und sich immer mehr zurückgezogen hatte. Beide vereinsamten. Nachdem das in der Paartherapie zur Sprache gebracht und aufgelöst war, fand das Paar wieder zueinander. Die Dynamik ihrer Beziehung bekam einen völlig anderen Drive. In diesem Fall war alles relativ unkompliziert.

„Nicht reden können", wenn ich es so flapsig sagen darf, ist eine „fehlende Kompetenz", die nicht selten im Streitmoment mit anderen Defiziten in der Entwicklung zum reifen Menschen in Zusammenhang steht. Ein Beispiel wäre „toxisches Verhalten": Er putzt sie herunter, wenn sie in Kontakt mit ihm treten möchte. Die Art, wie sie in Kontakt tritt, lässt aber auch zu wünschen übrig, sie wird laut und feuert Anschuldigungen ab. „Du bist immer so gleichgültig, desinteressiert und lieblos." Oder: „Wenn du dich nicht änderst, mache ich Schluss!" Oder wir haben es mit jemandem zu tun, der zur schweigenden Sorte gehört, sich zurückzieht, stets mitgemacht und die unfreundlichen Bemerkungen herunterschluckt hat, obwohl der Partner von Anfang an ein Giftzwerg gewesen ist. In dieser Hinsicht wäre sie sogar toxisch mit sich selbst. Da kann man nur hoffen, dass diese Frau eines Tages aufwacht und sich sagt: „Lieber allein als schlecht begleitet." Und umgekehrt: Auch er kann natürlich gehen.

Jede Beziehung sollte einen Mehrwert haben. Sich noch mit siebzig vom Partner oder der Partnerin quälen zu lassen ist kein Mehrwert.

Ein weiterer Fall aus meiner Praxis: Der Mann war sechzig, als er mich aufsuchte, danach begleitete ich ihn mehrere Jahre lang. In der ersten Sitzung erzählte er, wie unglücklich er in seiner Ehe sei, seine Frau gehe ständig fremd, hätte immer wieder jugendliche Liebhaber. Sie rechtfertigte ihre Affären, wenn er sie darauf ansprach, indem sie sagte: „Du bringst es ja nicht mehr." Was zuerst nicht stimmte, doch irgendwann brachte er es tatsächlich nicht mehr, und er gab sich selbst die Schuld: „Dann liegt es wohl tatsächlich an mir." Das Paar ließ sich während der Therapie schließlich scheiden, und mein Klient blieb für einige Zeit allein. Schließlich fand er eine Freundin, die beiden zogen zusammen, und eine Weile ging alles gut. Diese Lebensgemeinschaft zerbrach aber nach ein paar Jahren, die alten Probleme tauchten wieder auf. Zusammen überlegten wir, was man tun könnte, um sie zu beheben. Zuerst schickte ich den Klienten zum Urologen – in diesem Alter ganz wichtig –, aber es war alles in Ordnung. Danach meinte er: „Nun habe ich die zweite längere Beziehung versemmelt. Ich habe keine Lust mehr auf Sex." Ich konterte: „Lassen Sie uns das langsam angehen, überlegen Sie doch noch mal ..."

Wir hatten über Dating gesprochen, auch darüber, dass er so etwas gar nicht wollte. Irgendwann verabredete er sich dann doch mit einer Frau, die er über ein Dating-Portal kennengelernt hatte. Sie trafen sich zum Kaffee, er fand sie auch nett, aber ließ sich nicht auf sie ein, ging die Sache halbherzig an. Nach drei Monaten, in denen sie sich nicht gesehen hatten, kam er dann doch zu dem Ergebnis, dass sie schon „eine coole Alte" sei. Die beiden wurden ein Paar.

Länger hatte er keinen Termin bei mir, und als er wieder einmal um eine Stunde bat, kam er regelrecht zur Tür hereingeflattert. Ohne dass ich ihn – verwundert über seine Dynamik – fragen musste, was ihm denn widerfahren sei, sprudelte er los: „Ich fühle mich wie neu geboren." Dann berichtete er, dass er und seine jetzige Freundin sich für das Kennenlernen viel Zeit genommen hätten. Zwei Wochen lang seien sie nur spazieren gegangen, bevor sie sich zum ersten Mal geküsst hätten. Da auch die Frau länger keine Beziehung gehabt hätte, sei dieses Tempo passend für sie gewesen. Inzwischen hätten sie schon kleinere Reisen unternommen, gemeinsam Sport gemacht. Überhaupt sei der Sex mit ihr völlig anders als mit seinen früheren Partnerinnen, da gäbe es einen großen Qualitätsunterschied, kein schnelles Hin und Her, auch kein Gekeife wie bei der Ehefrau. Sie mussten sich beide nichts mehr beweisen.

Der Klient (und mit ihm seine Gehirnzellen) war aus seiner Komfortzone herausgekommen, weil in dieser neuen Beziehung Hingabe und Freude mit im Spiel waren. Der Mann kam in die Praxis, um sich zu verabschieden und zu bedanken. Zum Schluss sagte er noch: „Ich genieße, was zu genießen ist." Und wiederholte: „Ich bin ein neuer Mensch."

21 Vaginismus – das verschwiegene Thema

Es gibt noch ein wichtiges Thema, das keine spezifische Altersphase betrifft und besonders ignoriert oder kleingeredet wird, auch von Fachleuten: Vaginismus. Er kann in jedem Lebensabschnitt erschwerend hinzukommen.

Viel mehr Frauen, als wir alle vermuten würden, leiden unter dem sogenannten Vaginismus. Kaum jemand spricht darüber. Dabei verkrampft sich die Beckenbodenmuskulatur unwillkürlich, ohne dass es die Frauen beeinflussen könnten – es ist wie ein Schutzmechanismus des Körpers. Wenn das passiert, ist es in der Regel nicht mehr möglich, eine Penetration durchzuführen, Geschlechtsverkehr geht also nicht.

Es kann manchmal schwer sein, die genaue Ursache für das „Verschließen" zu finden. Nur allzu oft bekommen betroffene Frauen in der gynäkologischen Praxis zu hören, dass „alles in Ordnung ist" oder „sie sich doch nur entspannen müssten". Nichts lieber würden diese Frauen tun, können es aber nicht. Der „Schutz" schlägt ohne ihr Zutun zu, der Körper verschließt sich, und dieses Verhalten verselbstständigt sich sehr schnell. In diesem Buch habe ich schon häufiger über den Sympatikus und den Parasympatikus gesprochen, die unsere Flucht- und Angriffssysteme steuern. Es ist kaum möglich, diese Steuerung zu unterbinden. Eine Frau, die vom Vaginismus betroffen ist, kann also in dem Moment nicht unmittelbar etwas dagegen tun. Von wegen Entspannung. Dafür braucht es Zeit und Gefühl.

Vaginismus kann einmal durch sich wiederholende körperliche Ursachen wie Verletzungen oder Infektionen ausgelöst werden. Der Körper versucht sich zu schützen, wenn sich im Vaginalbereich etwas nicht richtig oder unangenehm anfühlt. Der Grund kann auch im psychischen Bereich liegen und in Zusammenhang mit schlechten Erfahrungen stehen – manchmal brutaler Sex oder gar eine Vergewaltigung. Auf der anderen Seite reichen, wie eben erwähnt, auch Schmerzen und ein Unwohlgefühl. Es schmerzt, die Angst vor neuen Schmerzen wird größer, und der Teufelskreis beginnt.

Ob mit oder ohne Schmerzen: Die betroffenen Frauen haben einen guten Grund dafür, „dass sich ihre Vagina verschließt". Diesen Grund gilt es für mich mit den Frauen zusammen herauszufinden. Das Leiden kann unterschiedlich stark ausgeprägt sein. Einigen Frauen ist es nicht möglich, vollkommen unabhängig vom Geschlechtsverkehr, etwas in die Vagina einzuführen, sie können nicht vaginal gynäkologisch untersucht werden. Bereits eine leichte Berührung mit einem Tampon kann bei einigen Frauen Schmerzen verursachen, während sich bei anderen die Beschwerden ausschließlich auf sexuelle Aktivitäten beschränken. Je nach Stärke des Vaginismus kann daraus eine sexuelle Funktionsstörung entstehen.

Setzt eine Frau nicht selbst ihre wichtigen körperlichen Grenzen, kann es sein, dass der Körper übernimmt und „dicht macht". Auffällig ist, dass einige Frauen, bei denen Vaginismus auftritt, sehr religiös erzogen worden sind, verbunden mit einer grundsätzlichen familiären Ablehnung gegenüber jeglicher Art von sexuellen Handlungen. Die psychischen Probleme sind eine extreme Form von Stress. Die Scham, Sex zu haben oder vielleicht sogar nur die Lust darauf zu verspüren, lastet auf der Seele.

Vaginismus kann in den meisten Fällen behoben werden, wobei eine Zusammenarbeit durch eine auf den Beckenboden spezialisierte Physiotherapeutin sinnvoll ist. Sie kann genau herausfinden, welche Muskeln besonders angespannt sind. Meine Therapie bezieht sich dann, zusätzlich zum Körperlichen, auf das Kognitive und das Emotionale, das heißt, betroffene Frauen sollen zu der Erkenntnis gelangen, dass sie sich erlauben dürfen, sexuell zu sein, erregbar zu sein. Und dass sie selbst die Kontrolle darüber haben, was sie mitmachen möchten und was nicht.

Bei den Übungen zu Hause werden sogenannte *Dilatoren* eingesetzt, medizinische Geräte, um die Vagina zu weiten. Dilatoren sind Stäbe aus Kunststoff, die es in verschiedenen Größen gibt. Nach und nach wird der Umfang der Dilatoren bei den Übungen größer: Man beginnt mit dem kleinsten und arbeitet sich zum nächstgrößeren. Diese Übungsarbeit sollte sehr langsam und achtsam ausgeführt werden, ansonsten könnte es zu dem genau gegenteiligen Effekt kommen – es wird (zu Recht!) wieder zugemacht. Klappt es aber mit den Dilatoren, kann ein Eindringen in die Vagina mit dem kleinen Finger versucht werden. Gelingt das, können auch zwei Finger benutzt werden, um so die Vagina daran zu gewöhnen, dass „Besuch" kommt, irgendwann zum Beispiel auch ein Penis.

Eine Klientin, Mitte dreißig, konnte aufgrund eines Vaginismus keinen Geschlechtsverkehr haben und ließ sich deshalb auf Beziehungen mit Männern ein, die auf andere Dinge standen, also auf penetrativen Sex verzichteten. Manche Männer hatten ihr jedoch empfohlen, lockerzulassen und vor dem Geschlechtsverkehr ordentlich Rotwein zu trinken. Was für ein Unfug, denn in dem Fall würden eher Grenzen „umgangen“ werden. Der Tipp mit dem Rotwein hat bei dieser Klientin jedenfalls nicht funktioniert – ich bezweifele, dass es jemals funktionieren würde. Die Idee spiegelt nur wider, was viele denken: Die Frau sollte sich zusammenreißen und sich fallen lassen, wenn nicht anders, dann mit Alkohol. Irgendwann gab diese Frau auf und begann, im Netz nach Lösungen zu suchen, und fand die Dilatoren. Sie wollte wissen, ob sie ihre unwillkürlichen Muskelreflexe überwinden könnte, obwohl sie es früher nicht einmal mit einem Strohhalm geschafft hatte. Klar, dass es ihr auch mit den Dilatoren nicht gelang. Der Körper weigerte sich. Deshalb hat sie irgendwann meine Praxis aufgesucht. Ich arbeitete fast zwei Jahre behutsam mit ihr, eine ganz normale Zeitspanne, wenn es um Vaginismus geht. Im Laufe der Zeit konnte sie es sich immer besser vorstellen, Sex mit einem Mann auch genießen zu können, und endlich ging ihr großer Wunsch in Erfüllung.

Ich zeige Ihnen jetzt eine der Anfangsübungen, die ich typischerweise mit einer Frau mache, die unter Vaginismus leidet:

Eine Hand wird zu einer leichten Faust geschlossen. Danach mit dem Zeige- oder Mittelfinger der anderen Hand über die Faust streichen beziehungsweise spazieren. Über die Knöchel streichen, die sich wahrscheinlich ganz hart anfühlen, dazwischen ist es wieder ein bisschen weicher. Wenn Sie gerade mitmachen, gehen Sie einmal überall umher. Wie fühlt es sich an? Gibt es weitere weiche Stellen? Härtere Stellen, Punkte, die Sie schöner oder angenehmer finden als andere. Irgendwann gehen Sie mit dem Finger in die Faust hinein – dies ist in Analogie zur Vagina zu verstehen.

Bei Frauen mit Vaginismus ist es meist sehr schwer, schon allein mit einem Finger in die Faust einzudringen, ich sehe da häufig einen richtigen Widerstand. Je nachdem, wie kräftig die Faust angespannt wird, ist es tatsächlich unmöglich hineinzukommen. Während dieser Übung spreche ich mit den Frauen darüber, wie es sich mit dem Finger oder auch etwas anderem in der Vagina anfühlen würde. Was sich hier kurz und leicht schreibt, findet in mehreren Sitzungen statt. Manchmal lasse ich auch die Vulva mit dem Vaginaleingang zeichnen. Daneben einen Penis, sehr oft stimmen die Größen hier nicht überein. Die Frauen haben also eine komplett falsche Idee von den Größenverhältnissen. Manchmal arbeiten wir deshalb auch mit Penissen aus Silikon, diese habe ich in verschiedenen Größen, erigiert oder schlaff. Für die Frauen mit Vaginismus legen wir damit neue Erfahrungen an, die sie zu einem anderen Verhältnis zu ihrem Körper bringt – mit der Zeit. Und auch ihre häufig negativen Gefühle zu Penissen verändert. Sie sollen so in dem Gedanken gestärkt werden, dass sie selbstbestimmt sind und dass es schön sein kann, wenn der Partner in sie eindringt.

Um (vaginale) Schmerzen besser einschätzen zu können, möchte ich allgemein etwas dazu sagen. Viele denken noch immer, dass Schmerzen zum Alltag einer Frau gehören und deshalb als normal empfunden werden sollten. Die Menstruation würde ja schmerzen, das Kinderkriegen geht nicht ohne Schmerzen vonstatten – schon in der Bibel steht „du sollst mit Schmerzen gebären“ (1. Mose 3,16) –, die Menopause verläuft ebenfalls nicht völlig schmerzfrei. In den USA haben Studien gezeigt, dass Männer, die in die Notaufnahme kommen, eher behandelt werden als Frauen, weil man wie selbstverständlich davon ausgeht, dass Frauen Schmerzen besser ertragen als Männer. Ebenfalls eine Tatsache: Frauen kümmern sich eher um andere als um sich selbst, sogar wenn sie Schmerzen haben. Dabei sind Frauen sogar – das ist wissenschaftlich erwiesen – schmerzempfindlicher als Männer. Eine weitere Behauptung ist: Wer mehr Schmerzen aushält, härtet ab. Aber auch das stimmt nicht. Im Gegenteil, bei mehr Schmerzen entwickelt sich ein Schmerzgedächtnis, denn anhaltende Schmerzreize sind in der Lage, Nervenzellen und damit biochemische Prozesse in der Schmerzverarbeitung zu verändern. Dann bilden die Schmerzsignale nicht mehr den tatsächlichen körperlichen Zustand ab, sondern das persönliche Empfundene, das „ein Mehr" an Schmerzen sein kann.

Viele Frauen mit Vaginismus wollen sich besser mit ihrem Körper auskennen und unbedingt verstehen, warum er so heftig reagiert, dass die Vagina nichts mehr aufnehmen kann. Sie wollen aktiv etwas verändern – weil sie nirgendwo Hilfe bekamen und dann endlich im Netz selbst herausgefunden hatten, worunter sie leiden –, darin versuche ich, sie zu unterstützen.

An dieser Stelle möchte ich eine kurze Übersicht zum vegetativen Nervensystem geben, das den Vaginismus in dem Moment auslöst, wenn etwas eingeführt werden soll.

Der Parasympathikus ist wie der Sympathikus Teil des vegetativen Nervensystems. Der Sympathikus übernimmt die Steuerung zu Zeiten eines hohen Energieverbrauchs, etwa wenn unser Kampf- oder Flucht-Mechanismus angesteuert wird. Bei Angriff oder Flucht brauchen wir viel Energie, weshalb der Verdauungstrakt oder die Harnblase vorübergehend ausgeschaltet werden, auch Sex ist nicht vorgesehen. Der Parasympathikus ist eher in Erholungs- und Regenerationsphasen aktiv, er sorgt dafür, dass wir zur Ruhe kommen (bei Meditation, Atemberuhigung etc.). Durch ihn wird auch die Adrenalinproduktion gehemmt. Der Sympathikus jagt den Tiger, der Parasympathikus verdaut ihn.

Früher war es der Säbelzahntiger, der einen Menschen in den Flucht- oder Angriffszustand versetzte. Beim Smilodon, wie der inzwischen ausgestorbene Säbelzahntiger auch genannt wird, musste man nicht lange nachdenken, sondern wusste sofort, was zu tun war. Achtung, Bedrohung! Flucht oder Angriff? Man wird sich zu dessen Lebzeiten im Pleistozän meist für die Flucht entschieden haben, da man es wohl kaum schaffte, einen so großen Tiger mit der Keule zu überwältigen (ein Gewehr gab es damals ja noch nicht). An Sex (oder anderes) war definitiv auch nicht mehr zu denken. Heute ist es nicht nur der Säbelzahntiger, der uns vom Sex abhält, sondern bildlich gesprochen lauert an jeder Ecke „ein Tier mit langen Zähnen". Im Fall des Vaginismus: „Etwas will in mich eindringen." Da ist der Tiger, die Gefahr! Weil man aber bei sexuellen Tätigkeiten normalerweise weder flüchtet noch angreift, es aber vielleicht tun sollte, passiert es: Der Körper verschließt sich von allein. Oder bei Erektionsstörungen, wo auf einmal der Penis schlaff wird und der Körper übernimmt, als wüsste er es besser. Genau das ist meist auch der Fall, er weiß es besser und greift rechtzeitig ein, manchmal eben auch zu früh: „Hier ist jetzt geschlossen, es wird keinen Sex mehr geben!" Vielleicht gibt es auch keine reale Gefahr. Darum geht es auch bei der Behandlung von Vaginismus: Die Frau beginnt zu fühlen, dass sie sich wirklich entspannen kann, und zwar nachdem sie gelernt hat, genauer hinzuspüren und ihre eigenen Grenzen zu wahren. Dann gibt es keinen Grund mehr, „auf Nummer sicher" zu gehen und die Schotten dicht zu machen.

Bei den verschiedenen sexuellen Störungen oder Problemen ist der Dreh- und Angelpunkt meiner Therapie, dass ich verstehen muss, was bei den Klienten und Klientinnen in Verbindung mit Sexualität körperlich passiert. Wo spannen sie an? Wie atmen sie? Was macht der Körper? Hat jemand bei der Masturbation oder beim Sex ein Stimulationsmuster, das mit einer hohen Anspannung verknüpft ist? Hat jemand Dinge erlebt, die im unangenehmen Bereich liegen?

Das Ganze ist wie ein Puzzle, nach und nach greifen die Teile in der Therapie ineinander. Nicht nur ich, sondern auch die Klientin – hier die Frau mit dem Vaginismus –, wir beginnen mehr und mehr zu verstehen, wie das sexuelle Skript im Gehirn „aufgestellt" ist. Sehr langsam beginnen wir, es zu verändern, Altes zu überschreiben, Neues hinzuzufügen. Wenn alles gut geht, entstehen positive Gefühle, das Nervensystem entspannt sich. Das ist eine gute Voraussetzung für die weiteren Schritte.

Ausblick

IST LEBENSLANGE LUST MÖGLICH?

Lust in der Sexualität? Alle wünschen sich das, und zwar ein Leben lang. Aber in der Praxis höre ich, dass in der Sexualität oftmals etwas nicht auf Anhieb klappt. Sicher, nicht alle haben sexuelle Probleme, doch diese Menschen melden sich nicht bei mir, es sei denn, das Problem ist, dass ein Partner oder eine Partnerin *keine* Lust hat. Allerdings vermute ich, dass die „Lustvollen" nicht in der Überzahl sind, eher machen sie einen kleinen Prozentsatz aus.

Lust speist sich aus dem Genuss, es gibt da etwas, das ich gern noch einmal erleben möchte. Doch dieses Wollen verändert sich mit der Zeit, das geht gar nicht anders, weil sich, wie schon mehrmals erwähnt, alles mit dem Körper und dem Älterwerden verändert ... Manchmal sogar auch die Stimmung und die allgemeine Laune. Und das über die verschiedenen Lebensphasen hinweg, in denen einmal das eine, einmal das andere viel wichtiger erscheint als die Lust auf Sex. Doch was erhält die Lust? Und was killt sie?

Die Klienten und Klientinnen, die zu mir kommen, haben aus vielerlei Gründen keine Lust. Wenn sie sich in einer Paarbeziehung befinden, ist es häufig so, dass dem einen oder der anderen die sexuelle Lust abhandengekommen ist. Das führt nicht selten zu Streit, die jeweilige Person, die den Sex ausgebaut haben möchte, sieht sich im Recht, die andere Seite nicht minder, davon überzeugt, dass man es einfach mal ausklingen lassen müsste, am besten noch stillschweigend.

Natürlich will die aktivere Person die passivere mehr oder weniger zum Sex überreden, sich durchsetzen, das ist auch die Person, die die Wenig-Wollende in meine Praxis schleift, wie bereits angedeutet, um sich die Berechtigung, die Zustimmung abzuholen, dass Sex wichtig ist. Sie ist davon überzeugt, dass die Lust bleiben muss, so wie man auch immer Sex haben müsste. Dabei ist die abfallende Lust bei einem langjährigen Paar eher die Normalität. Irgendwann führt die eng anliegende neue Unterhose nicht mehr dazu, dass man sich sofort lieben will, stattdessen taucht der Gedanke auf: Der Idiot, wieso lässt er seine Unterhosen mit den Stinkesocken wieder auf dem Boden herumliegen? Kann er seinen Kram nicht mal wegräumen? Das kleine Schwarze törnt am Montagabend auch nicht mehr an, und die Knöpfe von Hemd und Bluse werden nicht mehr aus überschäumender Leidenschaft abgerissen. Wer wird die denn wieder annähen? Früher konnte der Tag so lang und arbeitsreich sein, wie er wollte, Sex ging immer. Aber irgendwann sieht die Welt anders aus, die Prioritäten auch. Und erst wenn Letztere neu gesetzt werden, kann Sex wieder wichtiger werden im Leben, vielleicht sogar an die erste Stelle rücken, jedenfalls weit vor der Steuererklärung. Und wer das für sich neu justiert hat, meckert auch nicht morgens am Frühstückstisch herum, dass die Milch ausgegangen ist und die falsche Marmelade eingekauft wurde. Ja, Sex lässt den Tag wörtlich entspannter angehen. Paare, die Sex priorisieren, so meine Erfahrung, gehen freundlicher und liebevoller miteinander um. Und umgekehrt, hier der O-Ton einer Klientin: „Andauernd gibt mir mein Mann irgendwelche Befehle per SMS durch. Er will abends Bratkartoffeln und Sülze essen, das blaue Hemd muss unbedingt für das nächste Treffen mit den Kumpels gewaschen sein – und da soll ich später im Bett noch Lust auf Sex haben? Nee.“

Das kann ich total nachvollziehen.

Hinzu kommen die Stimulationstechniken unter hoher Anspannung, die sich viele Menschen beim Solosex zulegen, wenn die Paarsexualität weniger wird – Männer vor dem Computer, Frauen mit motorstarken Auflege-Vibratoren. Auch die Zielsetzung, dass es, wenn Sex passieren sollte, unbedingt zum Orgasmus kommen muss, diese Zentrierung darauf, lässt die Lust nicht wieder aufflammen. Doch entscheidender ist, dass die meisten Klientinnen und Klienten beklagen, dass sie beim Sex keine Nähe fühlen, sich nicht mit der oder dem anderen verbunden fühlen. Wie soll man auch Nähe generieren, wenn man sich tagsüber nicht einig war, niemand etwas sagt und dadurch sowieso eine große Spannung herrscht? Wer hat da Lust zum Streicheln? Beim Kampf mit dem Säbelzahntiger, also bei einem hohen Stresspegel, ist keine Erektion möglich und auch keine Vagina feucht. Aber wann verfliegt der Stress? Ist der Sonntag ein Tag, an dem man Sex haben könnte? Vielleicht. Doch wenn die Art und Weise, wie er praktiziert wird, nicht Nähe fördert, weil man nicht so richtig bei der Sache ist und lieber an die Einkaufsliste für Montag oder an den Termin mit der Chefin denkt, ist neuer Stress vorprogrammiert.

Lust beim Sex bedeutet, gerade in den älteren Jahren, wo weniger „spontane Geilheit“ vorhanden ist, eine Begegnung, bei der man die andere Person wirklich wahrnimmt, dann ist es auch egal, ob man zum zigtausendsten Mal die Missionarsstellung praktiziert – oder irgendetwas gerade einmal nicht so gut funktioniert. Wichtig ist allein, dass jemand bei der Sache ist, dass beide sich sehen, spüren und Nähe zulassen. Lust wird nicht durch die verschiedenen Stellungen ausgelöst, sondern durch das Spüren und Genießen an sich. Natürlich können die Stellungen variabel sein, vor allem, wenn es mal hier, mal da zwickt oder auch wehtut. Hauptsache, die Bewegung bleibt im gesamten Körper fluide, also im Flow, wie man sagen könnte. Und das ist dann auch nicht langweilig, sondern jedes Mal etwas Besonderes. Dann geht es nicht um ein bestimmtes Strickmuster, das Paare befolgen, sondern sie entwickeln in dem jeweiligen Moment eine spezifische Emotionalität.

Noch zum Aspekt der Langeweile: Sex kann ein Moment der Demaskierung sein, deshalb ist es auch nicht einfach für ein Paar, wenn eine oder einer von beiden etwas langweilig findet und sagt: „Du kannst dir auch mal was anderes einfallen lassen." Durch solche Worte sind die meisten von uns bis ins Mark getroffen, was wiederum mit Scham zu tun hat. Spielt ein Paar mit dem Gedanken, etwas anderes auszuprobieren, sollte das nicht im Bett, sondern bei einem Spaziergang gemeinsam überdacht werden. In einer Situation, in der die Stimmung gut ist. Zudem muss man sich bewusst sein, dass nicht jeder Stellungswechsel, sollte es darum gehen, gleich zum optimalen Lustgewinn führt. Da auf einmal die Genitalien anders stimuliert werden, muss womöglich erst die Stellung unzählige Male probiert werden, bevor ein Genuss eintritt. Neue Positionen werden eher in jüngeren Jahren überprüft, und bei bestimmten Praktiken und genügend Erfahrungen sagen ältere Frauen schon mal: „Ich soll dir einen blasen? Weißt du, wie lange es früher immer gedauert hat, bis du gekommen bist? Das mache ich nicht mehr, das ist mir zu öde." Wobei auch hier etwas mehr Geduld angebracht sein könnte – oder neue Techniken! Oder eine Frau wünscht sich Oralsex, und er macht das zweimal, hat dann aber keine Lust mehr dazu. Alles ist zu anstrengend.

Aber wie kann dann die Neugierde wieder geweckt werden, wenn bestimmte Sachen als wenig aufregend abgelehnt wurden? Wie bleibt es spannend? Viele stellen sich diese Frage, können es aber nicht ändern, etwa, dass er jeden Sonntag Sex vor dem *Tatort* haben will, mehr aber auch nicht, sie möchte lieber danach loslegen. Es hört sich gewaltig danach an, dass Kompromisse gefunden werden müssen.

Ist sein Ding wieder mal der Blowjob und ihres der Oralsex, können sich beide gleichzeitig und gegenseitig so stimulieren, dass ein Zusammenhang zwischen dem, was sich der eine wünscht und die andere sich ersehnt, hergestellt wird. Dieser Zusammenhang ist angenehm, so etwas wird im Gehirn eher positiv abgespeichert. Letztlich kann alles erotisiert werden, man kann auf diese Weise sogar einen Menschen dazu bringen, dass er den Abwasch toll findet – jedenfalls dann, wenn parallel etwas passiert, das er hoch erotisch findet. Entscheidend ist nur, es immer wieder zu tun, damit die Erregung trainiert wird.

Sexuelle Reize müssen gesetzt werden, auf diese Weise wird die Neugierde geweckt. Und alles sollte einvernehmlich geschehen, denn spürt eine Person, dass die neuen Berührungen zum Zwang oder auch belanglos ausgeführt werden, kann sie sich nicht mehr darauf einlassen. Es darf auch nicht die Angst aufkommen, dass der andere plötzlich denkt, herrje, mit wem bin ich da eigentlich verheiratet. Lust in einer langjährigen Beziehung neu zu erleben bedeutet auch, den anderen neu kennenzulernen. Sich an die Fantasien zu wagen (an die vom Gegenüber und die eigenen), die bisher im Verborgenen geblieben waren – und dennoch das Gefühl zu haben, mit der Partnerin oder dem Partner ins Bett zu gehen und nicht mit einer fremden Person. Obwohl die Vorstellung einer fremden Person sehr wohl ein probates Mittel sein kann, um in Stimmung zu kommen. Aber da die meisten nicht wissen, was das Gegenüber gerade denkt, ist es vielleicht ganz gut, auch im Bett nicht ständig im Bilde zu sein, was los ist. Eine gewisse Distanz sorgt für ein kleines Geheimnis, und das ist allemal besser, als immer die gleichen Gesundheitslatschen oder die gleichen beigefarbenen Westen zu tragen. Wenn zwei in einer Beziehung sich so aneinander angeglichen haben, kann zwischen ihnen auch nichts Aufregendes mehr passieren. Wie auch? Ich möchte mit Paaren arbeiten, die es sich wünschen, aus ihrer symbiotischen oder alltäglichen Beziehung auszusteigen, und mir den Auftrag geben, sie von diesem langweiligen Sex abzubringen und an Neues heranzuführen.

Natürlich können in jeder Beziehung unerwartete Probleme auftauchen. Gesundheitliche Probleme, Schmerzen, hormonell bedingte Lustlosigkeit, das Gefühl, sich nicht genügend attraktiv für den anderen zu finden. Ein möglicherweise schon zuvor angelegter Teufelskreis kann die Situation verschärfen, niemand möchte aber darüber reden. Da hilft nur eines: Doch noch miteinander zu kommunizieren, wieder von vorne anzufangen.

Zur Therapie kam ein Paar, beide um die fünfzig, von weit her. Sie waren seit fünfundzwanzig Jahren verheiratet, und als sie vor mir saßen, eröffneten sie mir, dass sie sich jetzt trennen wollten. Ich dachte: Dann revolutionieren wir nicht den Sex, sondern müssen Trennungsgespräche führen. Dann folgte jedoch der Zusatz, dass sie beide darüber irgendwie unglücklich seien. Nach der ersten gemeinsamen Stunde kamen der Mann und die Frau zu jeweils einer Einzelsitzung. Er beschrieb mir in seiner Session seine Kindheit als „eine einzige einsame Party", seine Eltern hätten überhaupt keine Zeit für ihn, das Schlüsselkind, gehabt, er hätte machen können, wonach ihm gerade der Sinn stand. Zu tun hatte das damit, dass seine Eltern noch eine Tochter bekommen hatten, die jedoch schwerbehindert war und um die sie sich hauptsächlich kümmerten. Schließlich lernte er früh seine Frau kennen, und sie hatten damals sehr viel Sex gehabt. Er war der Meinung, Liebe sei, jeden Tag

Sex zu haben, schon allein deshalb, um dem anderen zu zeigen, dass man ihn mag. Wegen seiner familiären Verhältnisse hatte er nie erfahren, wie es möglich war, noch auf andere Art Liebe zu zeigen.

Als die Ehefrau ihre Sitzung hatte, gestand sie, ihr sei der Sex mit ihrem Mann zu viel, deshalb wolle sie sich von ihm trennen. Als ich wissen wollte, ob sie darüber geredet hätten, verneinte sie.

Das Paar hatte ein Kommunikationsproblem, und nachdem wir das aufgeklärt hatten, waren die beiden selig. Endlich war alles ausgesprochen. Hand in Hand verließen die nach einer letzten gemeinsamen Sitzung die Praxis, befreit von einem großen Druck, der sowohl ihn als auch sie belastet hatte. So einfach kann es auch sein. Natürlich hatten sie noch jede Menge zu tun, aber im guten Gespräch miteinander geht dies Schritt für Schritt in die richtige Richtung.

Jüngere Paare, die gerade Eltern geworden sind, haben ein anderes Problem mit der Lust. Eine Frau, die gerade ein Kind zur Welt gebracht hat, kann durch die Geburt in eine Art Abwartehaltung geraten, was ihre Sexualität betrifft. Sie sorgt sich hauptsächlich um das Baby und kann sich überhaupt nicht vorstellen, Geschlechtsverkehr zu haben. Kein Gedanke ist weiter weg, als Sex zu haben. Womöglich fragt sich der frische Papa: Wo bleibe ich eigentlich? Wenn sich ein Paar entschließt, ein Kind zu haben, führt das spätestens ab der Geburt zu mehreren „Ausnahmesituationen“, wie man sie nennen könnte. Nach der Geburt verändert sich schlagartig sehr viel, an das man sich gewöhnen muss. Und das neue Leben geht lange weiter, verändert sich immer wieder, bis der Nachwuchs endlich ausgezogen ist. Da kann es erst mal angebracht sein, den Sex für eine Weile auf Eis zu legen und dann wieder einzusteigen, wenn beispielsweise beide mehr Schlaf bekommen und die Kräfte wieder zurückkehren. Hier gilt es, das gemeinsam auszuhandeln. Die Intimität und die Erotik werden schon noch in den Fokus rücken, wenn es wieder passt. Klar ist allerdings, dass man ab dann meist gezielt etwas dafür tun muss. Von allein wird in den wenigsten Fällen alles wieder laufen wie zuvor.

Es gibt Situationen, in denen Paare den Säugling ins Ehebett holen, und natürlich ist das erst mal etwas Wunderbares. Viele Paare schaffen allerdings den Übergang „zum eigenen Bett“ nicht, sodass der Säugling irgendwann fünf oder zehn Jahre alt ist und immer noch zwischen den Eltern schläft. Tatsächlich ist das ein Problem, das in der Praxis sehr häufig zur Sprache gebracht wird. Irgendwann wird es aber notwendig, langsam wieder ins Sexleben einzusteigen, weil man sonst nur noch Mami oder Papi ist und die Paarebene verloren geht. Genügend sexy Sachen kann man sich für den Neubeginn vorstellen. So sind auch Pornos keine schlechte Idee für einen Einstieg. Andere Paare lesen sich gegenseitig erotische Literatur vor. Auch schön. Auf diese Weise kann die Lust nach und nach wiederentdeckt werden.

In den Köpfen vieler Beziehungen existiert nicht das Konzept, Sex zu haben, um Stress loszuwerden. Eigentlich wäre das kein schlechtes Programm: So, jetzt haben wir mal für eine halbe Stunde Sex, und in dieser Zeit klinken wir uns aus – Kinderpflege adieu! Wir vergessen alles, was noch gemacht werden muss, und konzentrieren uns auf uns. Sex als kompensatorisches Programm ist jedoch in den meisten Köpfen nicht angelegt, denn es würde bedeuten, dass genau *darüber* gesprochen wird.

Ein junger Klient, Ende zwanzig, von Beruf Polizist, war ungefähr ein halbes Jahr, also noch nicht lange, verheiratet. In diesen sechs Monaten waren er und seine Frau total ineinander verknallt, hatten viel Sex, doch danach ließ seine Lust fast schlagartig nach. Er erzählte, seine Mutter sei in seiner Kindheit depressiv gewesen. Er habe sich von ihr nicht geliebt gefühlt, hatte immer für sie gekocht, sei aber nie dafür gelobt worden. Als Erwachsener, als er nicht mehr zu Hause wohnte, hätte sie ihn permanent angerufen, um ihm mitzuteilen, wie schlecht es ihr gehe. Er habe Verantwortung für sie übernehmen müssen. Und nun fühle er plötzlich diese Verantwortung gegenüber seiner Frau, das bereite ihm Angst, deshalb hätte er auch keine große Lust mehr, mit ihr zu schlafen. Und wenn sie Sex hätten, würde er am liebsten die Augen zusammenkneifen, um sie nicht anschauen zu müssen. Sex wurde bei den beiden mehr und mehr zu einem Schnellschuss.

Nach und nach stellte sich jedoch heraus, dass es nicht unbedingt die Verantwortung war, die ihn am lustvollen Sex hinderte – das hatte er sich nur zusammengereimt. Er brauchte die Eroberung, die Schmetterlinge oder Grillen im Bauch, und als sie auf einmal verschwunden waren, hatte er keine Erregungsquelle mehr. Und ja, als Kind war er von seiner depressiven Mutter so gut wie nie bestätigt worden, sein Zuhause war verknüpft mit einer unsicheren Bindung, natürlich spielte das auch eine Rolle bei seinen Beziehungsmustern. Durch die Heirat hatte er endlich das, wonach er sich so sehr gesehnt hatte, er war angekommen, hatte einen sicheren Hafen, durch seine Frau eine Familie – aber keine Lust mehr auf Sex, weil er anders passierte als durch „Ich bin so hot auf dich!“.

Zusätzlich wurde er gestresst, weil ihm seine Frau ständig entgegenhielt, dass er sie nicht mehr lieben würde. Eifersüchtig würde sie ihn fragen, ob er denn eine andere hätte, bestimmt sei es so, nur so ließe sich doch sein Verhalten erklären. Seine schwere Sozialisierung hatte sie nicht bedacht, wobei: Sie war ohnehin nicht zuständig dafür, was seine Eltern bei ihm ausgelöst hatten, was in seiner Kindheit schiefgelaufen war. Seine Frau war nicht seine Mutter.

Der Polizist hatte seine Erregungsquellen allein über das Dopamin trainiert, über Eroberung und Bestätigung. Nicht über das Herz, darüber, dass man jemanden liebt. Anders formuliert: Er hatte noch keine Lust verspürt, die mit seinem ganzen Körper verbunden war, also auch im emotionalen Bereich, sondern verspürte Lust nur in Zusammenhang mit den Mustern seiner Kindheit, Belohnung hin oder her, weshalb seine Lust auf der Paarebene versagte. Er nahm sich selbst zwar nach dem halben Jahr noch als sexuelles Wesen wahr, aber nicht mehr die Frau, mit der er verheiratet war. Kein Wunder, dass sie eifersüchtig wurde und die beiden zu streiten begannen.

Er wusste nicht, wie er die Situation verändern konnte, deshalb hatte er mich aufgesucht. Er hatte das Gefühl, mit seiner Lustlosigkeit in einer Falle zu sitzen. Er musste vieles neu lernen und sich erst selbst als sexuelles Wesen begreifen. Was sich im Laufe der Therapie zum Glück nach und nach einstellte.

Sexualität als lustvoll zu erleben ist Teil unserer Gesundheit. Lust trägt wesentlich zum körperlichen und psychischen Wohlbefinden bei. Und das Wesen von sexueller Lust ist mehr als zwei Menschen, die in der Verliebtheitsphase füreinander entflammen. Da fühlen sie sich vor Lust oft kopflos, weil Schaltkreise im Gehirn die Strippen ziehen. Drumherum gibt es jedoch viel mehr. Jeder Mensch kann die eigene Triebfeder der Lust beeinflussen. Lust steigert die Leistung, sie stimuliert und verändert nachweislich Strukturen im Gehirn. Vielleicht hilft dieses Wissen, um zu verstehen, dass sich niemand damit abfinden muss, keine sexuelle Lust mehr zu empfinden.

Ich liebe meinen Job, denn ich kann Menschen dabei helfen, mit genau dieser Thematik weiterzukommen. Es lebe der gute Sex!

DANKSAGUNG

Ich bedanke mich sehr herzlich bei Franziska Beyer vom EMF Verlag, die mit viel Engagement und Herzblut dieses Projekt möglich gemacht hat. Ebenfalls danke ich Regina Carstensen für viele gemeinsame Arbeitsstunden.

Großen Dank verdient meine Kollegin und Freundin Ann-Marlene Henning, die mir ihre moralische Unterstützung gab, als es nötig war. Auch das Fachlektorat übernahm sie mit hervorragender Übersicht.

QUELLENANGABEN

1 https://de.statista.com/statistik/daten/studie/1177722/umfrage/sexuelle-probleme-unter-maennern-in-deutschland-nach-alter/ *zuletzt aufgerufen am 16.5.2024*

2 https://www.thieme-connect.de/media/uro/200107/lookinside/10.1055-s-2001-19259-1.jpg – *zuletzt aufgerufen am 16.5.2024*

3 https://www.base-berlin.mpg.de/de – *zuletzt aufgerufen am 16.5.2024*

LITERATUREMPFEHLUNGEN

Bacio, Gianna: Hand drauf! Ein Plädoyer für die weibliche Masturbation. München 2018

Bacio, Gianna: Love Your Sex. Für ein entspanntes Liebesleben. Hamburg 2022

Borwin, Bandelow: Wenn die Seele leidet. Reinbek 2010

Clement, Ulrich: Guter Sex trotz Liebe. Wege aus der verkehrsberuhigten Zone. Berlin 2006

Gottman, John, Siver, Nan: Die Vermessung der Liebe. Vertrauen und Betrug in Paarbeziehungen. Stuttgart 2019

Gottman, John M & Schwartz Gottman, Julie: 8 Gespräche, die jedes Paar führen sollte. ... damit die Liebe lebendig bleibt. Berlin 2022

Henning, Ann-Marlene: Make Love: Ein Aufklärungsbuch. Zürich 2017

Henning, Ann-Marlene: Make Love: Ein Aufklärungsbuch für Erwachsene. Zürich 2021

Henning, Ann-Marlene: Liebespraxis. Eine Sexologin erzählt. Reinbek 2017

Henning, Ann-Marlene: Sex verändert alles. Reinbek 2019

Hinrichs, Katrin & Hajo Schumacher: „Ich frage für einen Freund ...“ Das Sex-ABC für Spaß in den besten Jahren. Essen 2023

Lewina, Katja: Sie hat Bock. Köln 2020

Nagoski, Emily: Komm, wie du willst: Das neue Freuen-Sex-Buch. München 2022

Northrup, Christiane: Frauenkörper. Frauenweisheit. Wie Frauen ihre ursprüngliche Fähigkeit zur Selbstheilung wiederentdecken können. München 2023. Komplett überarb. Neuausgabe.

Perel, Esther: Was Liebe braucht. Das Geheimnis des Begehrens in festen Beziehungen. Hamburg 2020

Pla, Jüne: Kommt gut. 1001 Sex-Tipps und Illustrationen für mehr Oohs und Aaahs. München 2021

Schiftan, Dania: Coming Soon. Orgasmus ist Übungssache. München 2022

Schmidt, Sabina: Wenn der Körper Nein sagt – Vaginismus verstehen und heilen. Innenwelt Verlag 2022

Schnarch, David: Die Psychologie sexueller Leidenschaft. Stuttgart 2016

Schnarch, David: Intimität und Verlangen. Sexuelle Leidenschaft in dauerhaften Beziehungen. Stuttgart 2011

Schnarch, David: Brain Talk: Wie wir das Gehirn nutzen, um uns selbst und andere
besser zu verstehen. München 2020

Sztenc, Michael: Klappt's? Vom Leistungssex zum Liebesspiel – ein Übungsbuch für Männer. Stuttgart 2020

Thomashoff, Hans-Otto: Ich suchte das Glück und fand die Zufriedenheit. Eine spannende Reise in die Welt von Gehirn und Psyche. München 2014

Westheimer, Ruth: 10 Geheimnisse für richtig guten Sex, München 2016

Westheimer, Ruth: Silver Sex. Wie Sie Ihre Liebe lustvoll genießen, Frankfurt/Main 2008

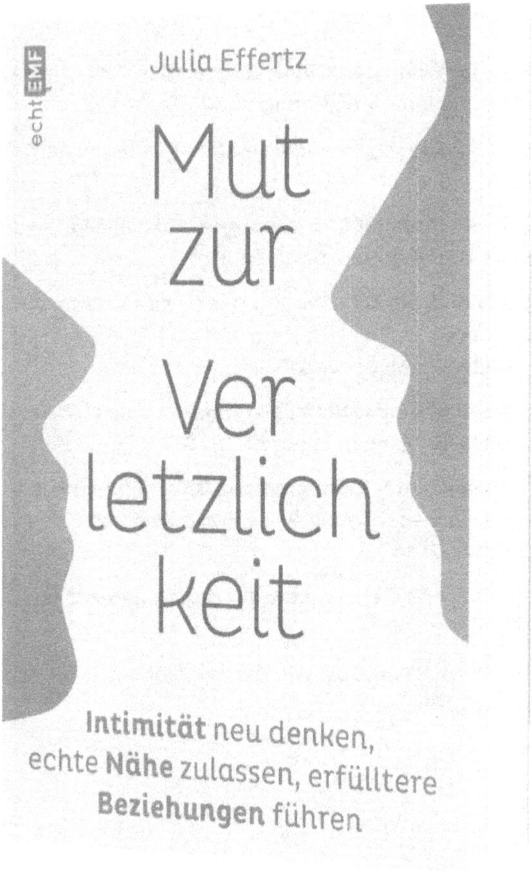

Julia Effertz,

MUT ZUR VERLETZLICHKEIT

Intimität neu denken, echte Nähe zulassen, erfülltere Beziehungen führen

ISBN: 978-3-7459-2249-3

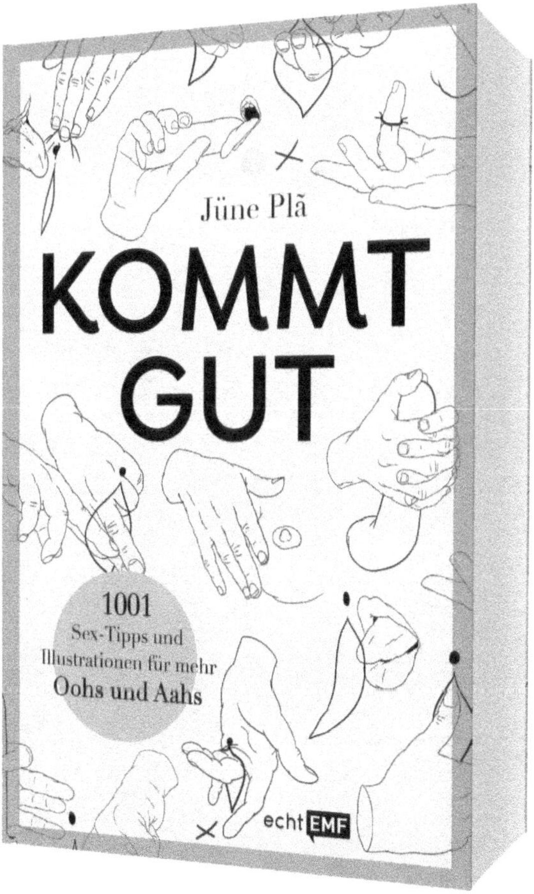

Jüne Plã,

KOMMT GUT

1001 Sex-Tipps und Illustrationen für mehr Oohs und Aahs

ISBN: 978-3-7459-0164-1

239